国家自然科学基金（青年科学基金项目）（编号：32000752）

教育部人文社会科学研究项目（编号：20YJC190009）资助出版

条件性恐惧记忆提取消退的边界条件与神经机制

李俊娇　著

U0289312

吉林大学出版社

·长春·

图书在版编目（CIP）数据

条件性恐惧记忆提取消退的边界条件与神经机制 /
李俊娇著 .— 长春 ：吉林大学出版社， 2023.3
ISBN 978-7-5768-1543-6

Ⅰ．①条… Ⅱ．①李… Ⅲ．①创伤—心理应激—精神
障碍—防治—研究 Ⅳ．① R749.05

中国国家版本馆 CIP 数据核字 (2023) 第 046355 号

书　　名：条件性恐惧记忆提取消退的边界条件与神经机制
　　　　　TIAOJIANXING KONGJU JIYI TIQU XIAOTUI DE BIANJIE TIAOJIAN YU SHENJING JIZHI

作　　者：李俊娇
策划编辑：邵宇彤
责任编辑：赵黎黎
责任校对：刘守秀
装帧设计：优盛文化
出版发行：吉林大学出版社
社　　址：长春市人民大街 4059 号
邮政编码：130021
发行电话：0431-89580028/29/21
网　　址：http://www.jlup.com.cn
电子邮箱：jldxcbs@sina.com
印　　刷：三河市华晨印务有限公司
成品尺寸：170mm×240mm　　16 开
印　　张：12.75
字　　数：200 千字
版　　次：2023 年 3 月第 1 版
印　　次：2023 年 3 月第 1 次
书　　号：ISBN 978-7-5768-1543-6
定　　价：78.00 元

前　言

　　合上一本书和开启一本书对我而言都很珍贵，决定开启时需要勇气，而终于完成这段阅读里程时又难说再见。攻读博士学位对我而言就是这样一段珍贵的经历。在高校工作近五年之后，我才终于开启了博士生涯。开始并不容易，因为不知不觉中我已经离基础研究太远，顶尖的学术期刊阅读起来也有点费力。寻找并开启自己博士阶段的研究课题对于当时的我而言，更如同大海探针，茫茫然不知所以。作为一个有宝宝的妈妈，在这个过程中要兼顾带娃与学业。其中，科研经历的巨大压力、研究上遇到的困难、高强度的工作与高度的不确定性带来的焦虑混在一起时的感觉，我想每个读博的人都懂。但是，读博的三年半的经历又是非常丰富的，我在这个过程中完成了蜕变。

　　能够将自己在博士阶段以及毕业后不久的成果结集出版，是一件幸事。在博士阶段，我延续导师课题组在 2013 年以来在人类恐惧记忆消退方面的研究，继续探索条件性恐惧记忆的消除和防止复发的实验室范式。我所在的课题组是国内最早使用提取消退技术进行恐惧记忆干预的课题组之一，有良好的前期研究积累。在这一背景下，我在这个研究主题内选择了近年来该领域关注的热点之一，即记忆激活进入不稳定状态的边界条件及关键因素进行研究，重点探讨"预期错误"在打开记忆再巩固时间窗（reconsolidation window）中的作用（关于预期错误的科普性介绍可见本书代后记）。2015 年至今，我一直在这个领域进行实验研究探索，并积累了一定的研究成果。

　　本专著的内容以我的博士学位论文为主体，并在此基础上进行了修订，同时收录了我在近几年发表的该领域的综述文章。感谢国家自然科学基金项目（32000752 "预期错误对恐惧记忆消除的作用及其机制研究")、教育部人文社会科学基金项目（20YJC190009"急性压力对大学生创伤记忆提取消退的影响及其神经机制研究"）对本书出版的资助。

本书适合有一定心理学、精神病学或生物学基础的，或对精神疾病、心理疾病的治疗与机制的基础研究感兴趣的读者阅读，可供心理学专业本科生和研究生阅读，也可供暴露疗法、情绪记忆等治疗实践与研究领域的同行参考。

最后，我目前对于该领域的研究依然在持续，围绕负性记忆消除还有许多值得探索的重要问题，我的研究项目除了恐惧记忆之外，已扩展到成瘾记忆（戒毒）领域，因此关于负性记忆消退的基础研究和应用探索还将持续下去。

回望这段经历，我要感谢的人太多，最重要的人是我的导师——华南师范大学心理学院的郑希付教授。导师对我的引导是我一切学术历程的起点，导师的教育也帮助我确定了作为一名教师的人格坐标。感谢远在荷兰的外导阿姆斯特丹大学的 Merel Kindt 教授对我的指导。感谢一直无怨无悔支持我的父母与家人。感谢我的研究搭档陈伟博士。同时还要感谢并肩工作的同事、师弟师妹们，你们的帮助我会牢记于心。最后要感谢广东第二师范学院教师教育学院的领导对我的帮助。正是这些无私的帮助，给了我继续前行的勇气，让我在任何困难面前也没有想过放弃，未来我也会一直这样走下去。

李俊娇

2022 年 10 月

目 录
contents

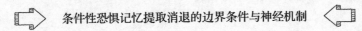

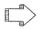

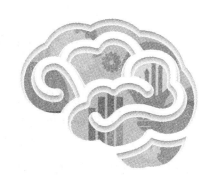

第1章　恐惧记忆与记忆再巩固理论

临床上有许多精神障碍以恐惧记忆为主要症状表现，如广泛性焦虑症（generalized anxiety disorder）、恐惧症（phobia）和创伤后应激障碍（post-traumatic stress disorder，PTSD）等，如何消除已经形成的恐惧记忆是治疗应激相关的精神障碍的关键点。暴露疗法被认为是改善恐惧和焦虑症状最有效的心理治疗方法之一（Bradley et al., 2005），但其最大的问题就在于不能有效抑制恐惧记忆的复发。Choy等人（2007）研究发现，对条件性恐惧反应进行暴露治疗后的6个月至3年半的时间里，恐惧症状再度复发的比率高达30% ~ 50%。因此，如何寻求更加有效的尤其是可以抑制恐惧返回的新方法，寻求CS-US连接（注：本书中"连接"与"联结"同义）永久的擦除成为国际上研究者聚焦的方向和主要目标。

1.1　恐惧记忆与记忆巩固理论

传统的记忆固化理论（perseveration consolidation theory）认为（McGaugh, 2000），情绪性记忆经过了编码、固化、稳定的阶段。刺激编码进入短时记忆（short-term memory，STM），但短时记忆中的信息较为脆弱，容易受到干扰而不稳定，需要通过巩固阶段稳定下来，进入长时记忆（long-term memory，LTM）。记忆巩固阶段需要时间，并在生理上伴随蛋白质合成与基因表达。情绪在这一过程中对记忆起到调节的作用，表现为增强长时程增强效应（long-term potentiation，LTP），并促进海马体依赖的记忆的固化。Hamann（2001）提出的"双阶段理论"模型认为，情绪性增强效应按加工的时间顺序主要包括编码效应和后编码效应（固化）。前者主要包括增加注意和精细加工，后者主要包括紧张激素的释放和记忆痕迹的增强固化，两者均为杏仁核调节，杏仁核将情绪唤醒事件的信息进一步编码成为长时陈述性记忆。可见，恐惧记忆的形成必然包括了固化过程，将最初编码的记忆通过生理上的巩固而固化，进入不容易修改的长时记忆。

该理论认为记忆的形成是一次性的过程，一旦巩固下来就难以改变。在以非适应性记忆为症状的焦虑症、恐惧症等临床疾病的实验室研究中，通常采用巴甫洛夫经典条件反射模型作为负性记忆的典型动物模型（Kim et al.，2009），恐惧的产生是个体学习的结果。

1.2　恐惧记忆的再巩固理论

记忆再巩固理论认为，记忆的形成不是一个一蹴而就的过程，而是一个不断提取并再次储存的过程，再储存的过程即再巩固（reconsolidation）。研究者于20世纪60年代发现了记忆再巩固的现象（Misanin et al.，1968），2000年以后，一系列在记忆激活之后进行药物干预的研究证明了情绪记忆再巩固是一个独立的阶段（Alberini et al.，2006；Duvarci et al.，2004；Lee et al.，2006）。有学者在动物实验中发现了这样一种现象：在恐惧记忆被激活后，将蛋白合成抑制剂茴香霉素（anisomycin）注入动物的基底外侧杏仁核（BLA）内，茴香霉素显著破坏了恐惧记忆的再巩固，使其不能再表达（Nader et al.，2000）。这说明恐惧记忆的再巩固也需要新的蛋白质合成，是一个独立的过程。因此，一个完整的记忆形成过程应该包括学习、巩固、提取/唤起、再巩固四个阶段，并形成一个循环（见图1-1）。正是由于再巩固过程的存在，记忆包含了变化的可能性，再巩固过程可以将新的信息或知识整合到原有的记忆系统中，从而改写或更新（rewrite or update）原有记忆（Hupbach et al.，2007）。记忆再巩固理论可以很好地解释已消退的恐惧记忆出现复发的现象，同时也给临床上进行恐惧记忆的干预提供了崭新的思路和启示。

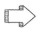

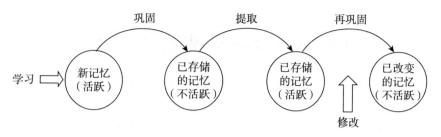

图 1-1　记忆的巩固与再巩固模型

（Schwabe et al., 2014）

　　记忆的再巩固与记忆巩固是两个独立的过程（McKenzie et al.，2011），其差异主要体现在以下方面：

　　（1）记忆巩固和再巩固的记忆内容不同。记忆巩固是对原始刺激信息的加工，是从短时记忆进入长时记忆的过程；记忆再巩固涉及记忆的唤起，而当已经巩固的记忆重新唤起时，其神经通路已经发生变化。有研究表明，刚形成的记忆通路是由大脑皮层直接到杏仁核，而当之后再次回忆这段记忆时，脑通路变化为由大脑皮层到丘脑室旁核（paraventricular thalamus，PVT），再由 PVT 到杏仁核。显然 PVT 充当了中介作用，对情绪进行调控，而影响了情绪记忆的表达（Do-Monte et al.，2015）。另外，通过唤起激活而进入再巩固状态的记忆处于不稳定状态，比较脆弱且容易受到外来信息的干扰，因此可能整合情境中新的信息，从而进一步改写了原有记忆。

　　（2）记忆巩固与再巩固的神经分子机制不同。参与再巩固的核团和分子存在特异性，有的核团参与再巩固的过程而不参与巩固的过程，有的核团虽然同时参与两个过程但又存在分子机制上的差异。研究者通过在海马区注入不同的反义寡核苷酸（antisense oligonucleotides，ASO），来研究记忆的巩固和再巩固过程（Lee et al.，2004）。实验结果显示，记忆的巩固和再巩固过程是完全不同的记忆过程：巩固过程需要脑源性神经营养因子（brain-derived neurotrophic factor，BDNF）的参与，不需要转录因子 Zif268，而再巩固过程则需要 Zif268 的参与而不是 BDNF。实验结果提示在记忆巩固过程中需要脑源性神经营养因子，同时也揭示了 Zif268 在大脑可塑性、学习和记忆中的作用。

1.3 对记忆再巩固阶段的验证

记忆再巩固理论认为，对于已进入稳定状态的长时记忆，在使用线索进行提取激活之后，其会重返不稳定状态，变得容易受到干扰，之后才能重新稳定下来，这一阶段被称为记忆的"再巩固"（见图1-2）。一个完整的记忆过程包括编码、巩固、提取和再巩固四个阶段。该理论指明对记忆进行修改有两个关键窗口：巩固或再巩固。而由于对记忆巩固的即刻干预比较困难，另有研究发现对于刚刚发生的创伤事件进行心理干预（如心理简述，psychological debriefing）的效果不佳，因此在临床上没有很强的可行性。而再巩固阶段的存在，让研究者看到了对非适应记忆进行修改的第二次机会。如果能够在恐惧记忆重返不稳定时干扰其再次稳定过程，就可能永久消除这一记忆，这为此类精神疾病的治疗提供了激动人心的前景。

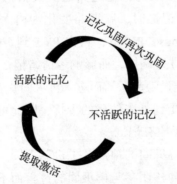

记忆巩固/再次巩固

活跃的记忆

不活跃的记忆

提取激活

图1-2 记忆再巩固模型

（Drexler et al., 2018）

一系列研究证实了再巩固这一阶段的独立性以及干扰再巩固以消除恐惧记忆的可行性（Alberini et al., 2006；Duvarci et al., 2004；Lee et al., 2006；Nader et al., 2000）。恐惧记忆的实验室模型一般使用经典条件作用模型，将中性线索与负性非条件刺激（unconditioned stimulus, US）进行多次匹配，以形成对于条件刺激（conditioned stimulus, CS）的恐惧反应。动物研究发现，单次呈现CS进行记忆激活，之后在基底外侧杏仁核（BLA）注射蛋白质合成抑制剂茴香霉素（anisomycin），该记忆在随后的测试中不能被提取，表明记忆可能已被擦除或被持久抑制（Nader et al.，2000）。由于此类药物具有毒性，Kindt 等人（2009）使用对人类无害的 β - 肾上腺素受体抑制剂普萘洛尔（心得安）（propranolol）于记忆提取之后，24 h 后发现被试的条件性恐惧记忆被消除了。在行为干预范式上，Monfils 和 Schiller 等人先后在动物和人类中证明，记忆提取后实施消退训练，可有效消除恐惧记忆并且抑制恐惧返回，效果持续一年以上（Monfils et al.，2009；Schiller et al.，2010）。其中，Schiller 在研究使用的对人类被试使用非侵入性手段干扰恐惧记忆再次巩固的方法，被称为条件性恐惧的"提取消退"范式。提取消退和传统消退在不同记忆测试上的对比如图 1-3 所示。

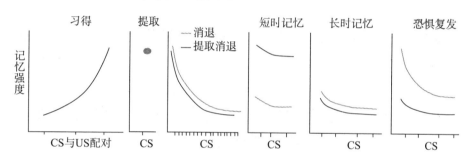

图 1-3　提取消退和传统消退在不同记忆测试上的对比

（Monfils et al.，2018）

注：圆点代表对 CS 的恐惧反应；CS：条件刺激；US：非条件刺激。

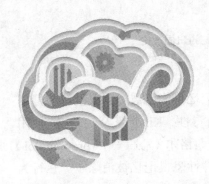

第 2 章　恐惧记忆的消退研究

恐惧记忆消退的行为范式主要有传统的消退训练、破坏记忆巩固过程的范式和破坏记忆再巩固过程的范式 3 种。

2.1　恐惧记忆消退的传统范式——利用经典条件作用原理的消退训练

已经形成的恐惧记忆是否能够被消除或擦除？这一问题的答案始终存在争议。传统的观点认为条件性恐惧记忆可以使用巴甫洛夫条件反射原理建立起来，也可以用基于同样原理的消退训练加以消除。但近年来这一结论受到严重挑战，研究和实践都表明，消退训练产生的恐惧消退并没有消除原有的记忆连接，即原来习得的 CS-US 的记忆痕迹依然完整，消退训练产生的是一种新的消退记忆，并与原有记忆相互竞争，最终是否表达出恐惧，则取决于两者竞争的结果，即哪一种记忆占优势地位，只有当消退记忆占优势时，恐惧记忆才不至于被提取而表达（见图 2-1）。因此，当外部环境变化、回到原来的习得环境或者非条件恐惧刺激再次出现时，已经消退的恐惧症状会复发（Bouton et al., 2006）。Bouton 等在 1991 年提出了 4 种可能导致已消退的恐惧症状再度恶化的情况，包括重建（reinstatement）、续新（renewal）、自发恢复（spontaneous recovery）和再习得（reaquisition）。针对暴露治疗容易复发的问题，如

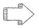

何寻找更加有效的尤其可以抑制恐惧返回、复发的新的干预方法，寻求 CS-US 连接永久的擦除成为国际上研究者聚焦的方向和主要目标。

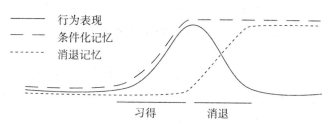

图 2-1　恐惧表达与否与两种记忆竞争的结果有关

（Milad et al.，2006）

2.2　破坏记忆巩固以消除恐惧记忆的范式

研究表明，恐惧记忆的巩固主要发生在条件化恐惧训练后一个短暂的时间窗，为 4 ～ 6 h，在这个时间窗内动物脑内发生了一系列的神经生化及结构上的改变。在应激发生后一个很短的时间内实施消退，即所谓"即刻消退"，可以消除已经形成的条件性恐惧，并且可以抑制恐惧的复发（Myers et al.，2006）。但研究者发现，当恐惧的强度较高时，即刻消退不能擦除已经形成的恐惧记忆，不能破坏条件性记忆的巩固（Maren et al.，2006），因此该方法对于高强度的恐惧无效。另外，在现实中一般很难对于新形成的创伤记忆进行即刻干预，这也限制了该模型的应用。

2.3　破坏记忆再巩固以消除恐惧记忆的行为范式——提取消退

提取已巩固的恐惧记忆会引发两种近乎对立的过程：再巩固和消退。如果提取线索达到某些条件，原先的恐惧记忆会被充分激活并去巩固（destabilization）。研究证明，记忆被重新提取后，通过在再巩固的时间窗里对不稳定的记忆进行药理学的干预，能抑制再巩固过程所需蛋白质的合成，而该记忆在随后的测试中则不能被提取，这表明记忆可能已被擦除或被持久抑制（Duvarci et al.，2004；Nader et al.，2000）。因此，通过给予药理制剂去调控参与记忆再巩固的神经分子，可以改变记忆痕迹的分子组成，阻断记忆的再巩固，消退对 CS 的恐惧反应。Kindt 等人（2009）第一次对人类被试在记忆再巩固阶段使用 β-肾上腺素能受体抑制剂（β-adrenergic receptor antagonist）普萘洛尔进行干预，成功消退了恐惧记忆。

大部分阻断再巩固的药物对人体有潜在的伤害，因此不能轻易应用于临床病人。普萘洛尔等药物对人类虽然不具有毒性，但是如果能用非药物的方式达到类似的效果，当然更具有优势。故研究者开始探索使用非药物的行为干预手段破坏原始记忆的可能性。

2.3.1 动物研究

Monfils 等人在 2009 年使用动物模型，提出一种安全、无入侵的行为方法来消除恐惧记忆，即"提取消退范式"（Monfils et al.，2009）。实验证明，已巩固的记忆被提取后，会进入再巩固期，大概会持续 6 h。在这个时间窗进行消退训练，可以破坏恐惧记忆的再巩固，进而实现消除恐惧记忆痕迹的目的，使恐惧记忆不能再复发。这是第一次提出恐惧消退的提取消退范式的研究，这一模式一经提出，立刻引起了人们的广泛关注，并激发了研究者进行这一非入侵模型研究的极大兴趣。具体如图2-2 所示。

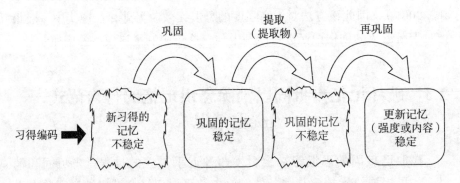

图 2-2　破坏记忆再巩固可以更新原有记忆

（Fernandez et al.，2016）

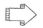

2.3.2 人类研究

2010年，Schiller等人成功地将这一范式用于人类被试，证明了提取消退范式可以有效地消除恐惧记忆并且抑制恐惧返回，且效果持续一年以上。这是第一项以人为对象验证提取消退范式有效性的研究，证明了利用提取消退的模式，可以在不使用药物的情况下使用行为训练的方法破坏人类恐惧记忆的再巩固，并有效阻止恐惧的复发，为恐惧症、PTSD等的临床治疗直接指出了方向。

一个典型的提取消退范式包含连续3 d的实验，第一天建立CS-US联结记忆；24 h后呈现一个CS进行记忆激活，10 min后进行消退；第三天测试恐惧复发程度（见图2-3）（Schiller et al., 2010）。近年来，该范式的成功运用引发了一系列变式以及对其他类型行为干预效果的探索，包括使用US提取以减少线索特异性，使用部分线索进行提取（Li et al., 2017），使用不确定性进行提取（Yang et al., 2019），以及使用认知任务（James et al., 2015）、反条件作用（Gera et al., 2019）、观察替代消退（Golkar et al., 2017）、想象消退（Agren et al., 2017）等任务代替传统的消退训练等，已有效运用于恐惧记忆、毒品和酒精成瘾记忆的消除中（Das et al., 2015；Goltseker et al., 2016；Luo et al., 2015）。

第一天	第二天	第三天
组1：习得	提取物 —10 min→ 消退	再消退
组2：习得	提取物 —6 h→ 消退	再消退
组3：习得	无提取物 ——→ 消退	再消退

自发恢复：再消退的第一个试次～消退的最后一个试次

图2-3 以人为被试的条件性恐惧的提取消退实验程序

（Schiller et al., 2010）

2.3.3 其他记忆类型的提取消退

研究证明，利用记忆再巩固的提取消退范式不仅仅对条件性恐惧记忆消除有效，对成瘾记忆这一非常强烈的记忆也具有擦除性作用。我国

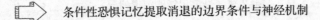

科学家陆林学等首次将提取消退范式应用于药物成瘾消退的研究上，证明了该模式可以有效消退吸毒成瘾个体的药物依赖并有效减少复吸（Yan et al.，2012），在国际上引起了广泛关注。之后该团队又针对提取消退范式存在的线索特异性问题，进一步开发出非条件性刺激（US）提取消退模式（Luo et al.，2015）。在不同记忆类型中的研究结果说明，利用破坏记忆再巩固阶段来消除非适应性的负性记忆（negative memory）和吸引记忆（appetitive memory）都是有效的，证明了这一干预模式的普适性。这些作用于记忆再巩固阶段的范式统称为"再巩固干预"范式（reconsolidation interference）。

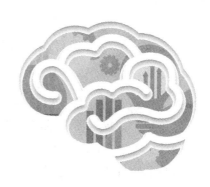

第3章 恐惧记忆提取消退的关键：边界条件

3.1 提取消退有效性的争议及"边界条件"问题的提出

虽然再巩固干预范式的研究取得了令人振奋的结果，但并未得到一致的结论。无论是药物还是行为干预，都有部分研究得到提取后干预无效的结果（Chalkia et al.，2020；Lonsdorf et al.，2017）。部分研究者试图重复或验证 Schiller 的研究，但取得了不一致的结果（Chan et al.，2010；Ishii et al.，2015）。有研究者认为原因可能是提取消退的行为操作方法缺乏一致标准，存在诸多操作上的差异（Nader，2015）。总结起来，针对该现象的解释集中于以下几个方面：

首先，并非所有记忆都能通过提取进入再巩固，存在"边界条件"（boundary conditions）。记忆提取的结果若仅是让被试回忆起原先经验，并未使记忆返回不稳定状态，这种情况被称为"仅提取"（Elsey et al.，2017）。若被提取使得先前的记忆再次变得不稳定，容易整合当下的信息，具有了改变（更新或消除）的可能性，这一过程被称为记忆的"去巩固"（destabilization），记忆能够进入这一状态的条件被称为记忆再巩固的边界条件。目前一般认为，边界条件主要包含两类：① 记忆本身特性；② 提取边界条件（Li et al.，2017；Sevenster et al.，2018）。在提取边界条件中，提取阶段的具体操作决定了记忆是否能进入去巩固进而对干预敏感（Hu et al.，2018；Kindt，2018；Zuccolo et al.，2019）。在记忆本身的特性中，记忆强度、记忆年龄等是决定记忆能否再次返回不稳定状态的重要条件。研究表明，记忆在强度较大、痕迹较强时会抗拒进入再巩固阶段，从而使得相应的干预措施无效（Eisenberg et al.，2003；Robinson et al.，2010；Suzuki et al.，2004；Wang et al.，2009），需要通过其他手段，如延长提取时间、增加提取次数等方法才能提取记忆进入再巩固（Suzuki et al.，2004）。

在提取边界条件中，研究发现尤为关键的一类条件为提取阶段是否存在"预期错误"（prediction error，PE）或惊讶（surprise），这一条件决定了恐惧记忆是否能够经历脆弱化（labile）或再巩固过程（Dfaz-Mataix et al.，2013；Sevenster et al.，2013，2014；Winters et al.，2009）。预期错误是指对行为结果的预期与实际出现的结果之间的不匹配。有研究证明，预期错误是记忆开启再巩固时间窗的必要条件（Exton-McGuinness et al.，2015）。

其次，不是所有的记忆成分都能被干预。人类的恐惧记忆存在多种成分，包括对威胁的自动化反应、对事件的情景记忆、主观感受等，再巩固干预范式通常只能影响其中的某些方面，在不同的测量指标上也会出现不同结果。

最后，恐惧记忆的再巩固干预效应存在但是较脆弱，实验设置上的细微差异可能导致出现不同的结果（Cahill et al.，2019）。而目前人们对再巩固干预的机制仍了解甚少，现有的研究不足以得出十分肯定的结论，也不能支持该技术被普遍应用于临床实践，仍需要大量的基础研究澄清其作用机制。

近年来，对于记忆再巩固边界条件的研究已经成为一个热点，因为只有弄清楚边界条件是什么以及是怎样起作用的，提取记忆的最佳范式是什么，然后通过实验操作使记忆真正进入再巩固阶段，恐惧记忆才有被改写或清除的可能性。

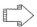

3.2 记忆再巩固的边界条件

如前所述，目前记忆再巩固的边界条件可以分为记忆本身的特性条件与记忆提取阶段的条件两大类，下面具体加以阐述。

3.2.1 记忆本身的边界条件

1. 记忆强度

恐惧记忆的强度已被证明是影响记忆进入再巩固的关键因素，Suzuki 等人（2004）使用动物恐惧模型的研究发现，高强度恐惧记忆更难以进入再巩固，难以通过破坏再巩固来更新记忆，但是如果延长暴露于提取线索的时间（从 3 min 延长到 10 min），可以使其进入再巩固的不稳定状态。Wang 等人（2009）使用动物条件性声音恐惧模型，发现新近形成的高强度恐惧记忆不能进入再巩固（7 d 内），但是更长时间以后（30 d 或 60 d）可以提取进入再巩固并进行更新。这些研究结果表明，对于恐惧强度高的恐惧记忆，短期内进行记忆激活提取无法进入再巩固，必须经过较长一段时间以后才能够进入再巩固。笔者进而研究了这一过程的分子机制，发现其可能是高强度的恐惧习得训练下调了 N- 甲基 -D- 天冬氨酸受体（N-methyl-D-aspartic acid recepter，NMDA）2B 亚基（NR2B）在外侧和基底杏仁核（lateral and basal amygdala，LBA）中的表达导致的，但目前仍鲜见以正常人为被试的记忆强度作为边界条件的研究。

2. 记忆年龄

记忆年龄是指条件性恐惧形成到提取的时间间隔，根据间隔长短可以分为近期记忆（recent memory）和久远记忆（remote memory）。研究表明，新近形成的条件性恐惧记忆比较容易进入再巩固，而久远的恐惧记忆更难于进入再巩固；但是如果暴露于提取线索的时间，则久远记忆也有可能进入再巩固（Bustos et al.，2009；Frankland et al.，2006；Milekic et al.，2002；Robinson et al.，2010）。研究者认为，新近记忆尚处在由海马体转移至大脑皮层各分区的过程中，更容易调用使其进入不稳定状态。而久远记忆已广泛地存储于大脑皮层的各个位置，要调用和激活是更加困难的。但这种解释尚处于假说阶段，还需要更多研究证据的支持。

3.2.2　记忆提取阶段的边界条件

1. 提取强度

提取强度通常通过以下几个方面加以体现：提取次数，提取线索呈现时间和提取方式。提取时间方面，短的记忆激活时间可以诱发再巩固，而较长的激活时间可以诱发消退（Duvarci et al., 2006；Pedreira et al., 2003；Suzuki et al., 2004；Hu et al., 2018；Tronson et al., 2006）。记忆提取的方式方面，对于药物成瘾记忆的研究表明，采用 US 提取可以有效避免线索特异性，是一种提取效果最好的记忆提取方式（Luo et al., 2015）。

2. 预期错误

预期错误（prediction error，PE），是指先前认知的信息与现在认知的信息之间出现差异和不匹配（Rescorla et al., 1972）。Sevenster 等人在 2013 年在 *Science* 发表文章，报告可以使用预期错误来引发记忆再巩固，这是第一项将预期错误用于记忆再巩固和恐惧记忆消退方面的研究。在这一研究中，PE 被定义为恐惧习得阶段和记忆提取阶段内容的不匹配，在提取阶段分别形成无预期错误（no PE）、正性预期错误（positive PE）、负性预期错误（negative PE）3 种条件，进而利用 β - 肾上腺素能受体拮抗剂普萘洛尔在来验证是否经历了记忆再巩固，结果发现有预期错误组都经历了记忆再巩固，而无预期错误组则没有进入再巩固。

为了更进一步检验预期错误在记忆再巩固中的作用，研究者使用不同类型的预期错误在提取消退范式中进行了考察。Díaz-Mataix 等人（2013）使用时间性的预期错误（temporal difference，TD），比较在第三天记忆测试中反映出来的恐惧复发情况的差异，发现有预期错误组成功地通过提取消退抑制了恐惧复发，而没有预期错误组有明显的恐惧返回，从而证明了（时间性的）预期错误是启动记忆再巩固过程的必要条件。Kindt 等人（2014）则使用学习规则来设置预期错误，在提取阶段形成多种预期错误条件（无 PE、单个 PE、多个 PE），结果发现只有单个 PE 条件下恐惧记忆可以经历记忆再巩固并具有抑制恐惧返回的效果，而无 PE 以及多个 PE 下均有明显的恐惧复发。

尽管有越来越多的证据表明，预期错误可以在引发记忆再巩固中起到非常关键的作用，但是对于预期错误是不是记忆再巩固的必要条件或开启因素尚无定论，其作用机制目前也不清楚。预期错误的作用被认为是记忆激活导致了神经细胞突触可塑性的改变。理论模型如图 3-1 所示，可见预期错误或者新异性信息在记忆由稳定状态到经由突触可塑性实现的记忆不稳定状态的过程中发挥了重要的作用。由于 PE 对于记忆再巩固的特殊重要性，目前关于 PE 的研究是本领域的研究热点。

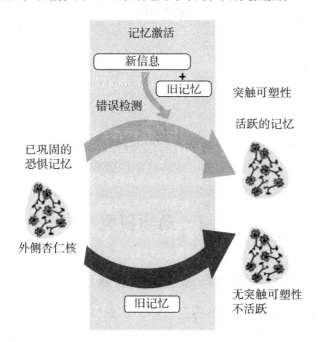

图 3-1　记忆激活中的"错误"检测使记忆由稳定状态转为不稳定状态

（Díaz-Mataix et al.，2016）

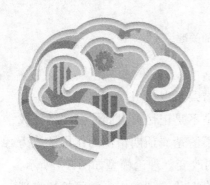

第4章 提取消退范式作用的神经机制

现有的关于提取消退过程的神经机制研究还处在初步探索的过程中，关于其神经机制还不十分清楚，现将目前的研究结论总结如下。

4.1 动物研究

4.1.1 前额叶皮质与恐惧提取消退

研究表明，在恐惧消退的过程中，前额叶皮质显著激活，而且其激活强度与杏仁核的激活强度呈负相关（Phelps et al.，2004），这说明内侧前额叶直接调节了情绪的记忆与表达中枢。边缘前皮层（prelimbic cortex，PL）是腹内侧前额叶（vmPFC）的一个亚皮层。边缘前皮层是恐惧表达和复发的重要脑区，但并不参与消退记忆的形成和巩固。

4.1.2 杏仁核与恐惧提取消退

杏仁核对恐惧记忆消退具有影响作用，主要表现在杏仁核内 NMDA 受体调节神经可塑性而易化消退学习。NMDA 受体与学习和记忆的突触可塑性有关，Davis 等人（1992）在消退训练之前在外侧杏仁核（LA）

和基底杏仁核（BA）内注入 NMDA 受体拮抗剂 AP5，发现可以中止恐惧性条件反射的消退。

4.1.3　海马体与恐惧提取消退

一般认为，短时记忆储存于海马体，记忆经过巩固过程进入长期记忆之后即转移到大脑皮层。而有研究表明，依赖于海马的背景恐惧记忆也可以被注射入海马体的蛋白质合成抑制剂所破坏而引起遗忘，但这一效果仅限于进行了记忆提取之后再注射的情况。即使是在习得 45 天以后再进行提取，也可以发现这一遗忘效应，显然这时候的记忆是独立于海马体的了。这说明对依赖于海马体的记忆的再激活引起了记忆对海马体的再次依赖，但仅持续两天而不是几周。因此，依赖海马体的记忆可以在分子层面和系统层面上都经历再巩固过程（Debiec et al.，2002）。

Gräff（2014）等人在对消退大鼠遥远恐惧记忆进行研究时发现，提取干预这种治疗方法对减少遥远记忆无效。他们发现这是因为成功的提取干预范式会引起由组蛋白去乙酰化酶 2（histone deacetylase 2，HDAC2）调节的海马部分神经元可塑性的变化，但是这个过程对遥远记忆是缺失的。随后的实验中，他们发现在再巩固时间窗内对海马区域注射 HDAC2 定向抑制剂能够消退遥远恐惧记忆，说明 HDAC2 定向抑制剂能够在提取消退训练不足以更新记忆时起作用。

4.1.4　记忆提取引发再巩固的神经生理证据

近年有多项研究采用光遗传学技术来探究恐惧记忆的形成和控制机制，如 Do-Monte 等（2015）对小鼠的条件性声音恐惧的研究表明，新近形成的条件性恐惧使得一条从前额皮质（执行中枢）到杏仁核（恐惧中枢）的神经回路被激活。而几天后提取这段记忆时，神经回路却发生了改变，成为由前额皮质到丘脑室旁核（paraventricular thalamus，PVT），再由 PVT 到杏仁核的另一个部分。该部分主要负责协调恐惧的学习和表达。这表明当恐惧记忆产生之后，提取恐惧记忆的大脑回路会随着时间的推移而发生改变。

Penzo 等人（2015）进一步对这一机制进行了研究，发现 PVT 的神经元能对中央杏仁核区域储存恐惧记忆的神经元起作用，调控恐惧记忆的加工，这种活性来自大脑的神经营养因子 BDNF。这些研究不仅为理解控制恐惧记忆的大脑回路提供了机制性的解释，而且可以为研制治疗焦虑症的药物提供新的靶点。

在记忆再巩固的机制研究方面，我国学者通过研究发现记忆再巩固是通过 β-arrestin 通路而不是 β-肾上腺素的 G 蛋白通路实现的，其机制是记忆提取或再激活之后，会使得大脑中不同区域的 β1-AR/β-arrestin2/ERK 通路激活，进而刺激蛋白质再合成并帮助记忆提取之后再次巩固下来（Liu et al.，2015）。

4.2　人类研究

4.2.1　腹内侧前额叶

一项人类被试提取消退的脑成像研究表明，在再巩固时间窗内进行消退训练，减少了大脑前额叶皮质的参与。因此，提取消退的作用可能是通过减少前额叶——杏仁核环路来实现的（Schiller et al.，2013）。Agren 等人（2012）的研究也表明，提取消退过程中腹内侧前额叶与杏仁核的匹配或联结（vmPFC-AMG）是缺失的。这些研究结果说明提取消退和传统消退在消退过程中虽然都有杏仁核的参与，但是杏仁核可能参与不同的神经环路。

腹内侧前额叶被认为是情绪反应抑制的关键脑区，同时其也会参与决策、自我控制、道德判断等任务。vmPFC 在个体根据特定的社会情境控制和调节自己的情绪性反应过程中起着重要作用；在发育早期存在腹内侧前额叶缺陷的个体，在成年后会表现出反社会行为和道德判断功能损害（Boes et al.，2011）。因此，在提取消退过程中，腹内侧前额叶参与的减少，可能削弱了腹内侧前额叶对杏仁核的监控和调节能力，从本质上改变了消退的性质，更新了记忆。但是，这一研究并不能说明腹内侧前额叶是区分提取消退和传统消退的唯一的特异性脑区。大脑中具有监控调节能力的脑区不止一个，诸如负责认知监控、工作记忆和元认知的背侧前额叶皮质（dorsal prefrontal cortex，dPFC）等的作用同样值得探索。

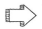

4.2.2　杏仁核

在提取消退的研究方面，已有研究表明无论对于啮齿类还是人类，干扰再巩固过程的短期效果是依赖杏仁核激活的。对于其长期效果，Agren 等人（2012）的研究表明，如果没有经过再巩固过程的破坏，那么杏仁核的激活可以预测 18 个月以后的恐惧返回。但是如果破坏了再巩固过程，则杏仁核的激活不能预测恐惧返回，即两者无关。另外也有研究证实，提取消退过程中腹内侧前额叶与杏仁核的匹配或联结是缺失的（Agren et al.，2012）。

另一项研究表明，提取消退范式还可以消退临床患者的对蜘蛛的恐惧记忆，Johannes 及其同事（2016，2017）利用提取消退范式使得蜘蛛恐怖症患者减少了对蜘蛛的恐惧，效果至少可以维持 6 个月；提取消退组相对于对照组更能够持续地抑制杏仁核的活动。这暗示了提取干预范式或许是以杏仁核为基础的，可以消退那些依赖于杏仁核的记忆。这和 Nader（2000）对大鼠的研究揭示的抑制基底杏仁核的蛋白质合成能成功阻止恐惧记忆的再巩固的结论，以及 Monfils 等人（2009）提出的提取干预范式与杏仁核的可塑性有关的看法相吻合。

4.2.3　其他脑区

海马体与 vmPFC 以及杏仁核均有密切关联，担任着调节恐惧表达的任务。情境对恐惧消退而言是十分重要的，而海马体则与涉及环境线索的条件性恐惧相关（Orsini et al.，2012；Tovote et al.，2015）。Milad 等人（2009）在对创伤记忆保留的被试和那些成功消退创伤的被试进行记忆提取时发现，相对于成功消退的被试，那些未成功消退的被试在记忆被激活时海马区域的激活更低。Kroes 等人（2016）在实验中利用在消退训练之前使用普萘洛尔来破坏记忆的再巩固，表明随着被试对 CS+ 的恐惧逐渐减少，海马区域被激活强度变得越来越高，这说明海马或许能够提供一种"环境安全"的信号，从而减少恐惧。

此外，近年来大量研究表明，记忆提取阶段的预期错误是记忆能成功提取进入再巩固的关键。只有出现了预期错误（如原来 CS+ 匹配电击，现在不再匹配），记忆才具有更新的动力，否则记忆为"仅提取"；预期错误是记忆去巩固（destabilization）的必要条件（Beckers et al., 2017；Elsey et al., 2017）。一般认为，不同类型记忆的预期错误的神经信号存在差异，如奖赏学习记忆（reward-learning）、条件性恐惧记忆（fear conditioning）等。对条件性恐惧而言，有研究表明腹侧纹状体（ventral striatum，vStr）的信号能够反映预期错误的出现（Schiller et al., 2008）。

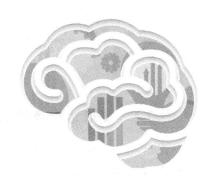

第 5 章　恐惧记忆提取消退研究存在的问题

5.1　使用提取消退范式进行恐惧记忆消除的优越性

已有大量研究确认了提取消退范式用于恐惧记忆消退的有效性和优越性（Kredlow et al.，2016）。从表面来看，仅仅拉长第一次消退和第二次消退的时间间隔（第一次即为提取），就可以将原先易于复发的传统消退训练，改进为不易复发而且效果持久的新方法，这看似简单，但由于其有效利用了记忆再巩固这一基本心理机制，因此产生了显著的效果。该范式不限制干预的时机（优于即刻消退范式），不需要使用药物（优于药物破坏再巩固范式），使用灵活，安全无创，作为对传统范式的修正，提取消退范式具有相当的优越性。另外，值得指出的是，提取消退范式被证明不仅仅可以用于恐惧记忆的消退，在成瘾记忆、条件性味觉记忆、痛觉记忆等领域的应用证明，它同样具有擦除上述负性记忆的效果，这也证明了提取消退范式对一类具有类似形成机制的记忆的消退具有普适性。

5.2　提取消退范式的研究有待深化

基于该领域目前的研究现状，笔者认为还应当着力进行以下 3 个方面问题的研究。

5.2.1　提取边界条件的定量研究

首先，应当重点解决提取阶段的边界条件问题。提取阶段的细微差异可以直接决定记忆是否能够经历再巩固，进而决定是否能够通过干扰再巩固而被成功擦除。其次，应当增加对边界条件的量化研究。以往的研究多是在类别上加以界定，很少从量上加以探索。但有研究结果初步表明，在边界条件因素确定的基础上进行量的研究也是很有意义的。Kindt 等人（2014）的研究表明，预期错误条件可以引发恐惧记忆的再巩固，进而成功实施恐惧消退，但当预期错误的量过大即新信息过多时，原始恐惧记忆再巩固又不能成功开启。这说明预期错误对于记忆再巩固的触发作用并不是全或无的关系，还涉及预期错误量的问题，这对后续研究具有重要启发。只有进行量变效应的探索，才可以更好地揭示边界因素的作用本质。

5.2.2　边界条件的神经机制研究

目前对提取消退范式边界条件的研究都集中在行为层面，而且以动物（大鼠、小鼠和螃蟹）为被试的居多，以人为被试（包括健康和临床被试）的边界条件研究较少，边界条件的神经机制研究尚未被发现。显然，要弄清边界条件的作用机制，还需要从生理层面、行为层面和认知神经层面进行系统的研究。以健康人为被试的神经影像学研究不仅可以进一步探究提取消退范式有效性的本质，更是未来提取消退边界条件研究的重要方向之一。

5.2.3　复杂恐惧记忆的研究

目前多数研究中使用的条件性恐惧的实验室模型线索过于简单，无法模拟真实创伤事件的情况，很大程度上限制了研究成果在 PTSD 临床治疗的应用。个体所经历的创伤性事件通常包含多个刺激和线索，包括复合的 CS 以及发生的情境。用以提取创伤性回忆的线索可以是非常多样和灵活的，探索提取的特征研究对于临床治疗具有直接的指导意义，选择一个有效的 CS 作为提取线索来进行记忆激活进入再巩固才使得擦除或改写恐惧记忆成为可能。目前国际上使用多个 CS 同时呈现匹配一个 US

的复杂条件记忆恐惧模型的研究很少（Jones et al., 2013），鲜见以人类为被试使用复合线索恐惧记忆模型的研究，现有研究对于揭示复杂恐惧记忆的消退特点与机制还远远不够。

5.3　整合：从信息差异性的角度系统研究提取阶段的边界条件

提取阶段的边界条件众多，不可能一一加以探索，势必要找到一条途径加以整合，或者选取一个合理的角度进行系统探讨。基于前人的研究结果，我们认为选用提取阶段信息差异的角度进行整合是比较合理的。这一角度的提出基于以下方面的分析。

首先，有研究者评论了 Schiller 自 2010 年以人为被试的干扰恐惧记忆再巩固的研究，提出了对于研究结果的另一种解读，即破坏再巩固导致恐惧消除的机制不仅仅涉及脑区的联合，也与记忆激活后干扰性信息与初始记忆内容的关联性有关。这一观点认为，先前的同类研究虽然都使用了行为干预程序，但它们在新呈现的信息与先前编码的信息的区别程度这一点上是不一样的。而未来的研究除了关注大脑功能之外，也应该包括新旧信息之间的特定关系（Hupbach, 2011）。

其次，Fernández 等人（2016）回顾了关于预期错误与记忆再巩固关系的研究，提出了预期错误引发记忆再巩固的理论模型，如图 5-1 所示。可见，关键之处在于和预期的不匹配到底是导致新的学习（三角形通路）还是导致记忆不稳定（椭圆通路），差异信息是不是记忆更新的驱动力，预期错误是不是开启记忆再巩固的必要条件，预期错误引发再巩固的机制是什么，等等。

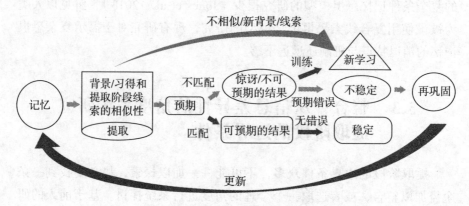

图 5-1 不同的预期错误信号可以引发记忆再巩固

（Fernández et al.，2016）

因此笔者认为，可以从信息差异或者新旧信息关系的这一角度，对恐惧记忆提取消退在边界条件方面的研究加以整合。信息差异主要是指记忆再次激活时出现了新信息（包括提取物 CS 的改变和提取关系 CS-US 的改变），即如果提取阶段没有出现新信息或信息差异，便不能有效地启动原始记忆，也就可能无法进入记忆再巩固的不稳定状态；只有当新线索或新异信息出现了，记忆才能够明显激活而变得不稳定，更新或改写记忆才能成为可能。如果这一假设成立，那么就可以解释为什么有些提取消退的研究没有得出抑制恐惧复发的结果。

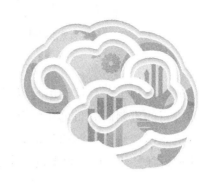

第6章 本书研究的目的、意义与研究方法

6.1 研究目的与意义

以记忆再巩固理论为基础的提取－消退范式，是一种有效抑制消退后的恐惧再次复发的行为范式，被证明可以有效擦除人类恐惧记忆痕迹，其效果可持续1年以上（Schiller et al., 2010）。该范式具有安全有效、无创、实施简便等特点，在以人类为被试的实验研究与临床实践中具有相当大的优越性。但同时研究证明，使用该范式的研究结果差异很大，原因在于该范式的使用需要满足进入记忆再巩固的边界条件。本书即以此为重点，关注记忆提取阶段的边界条件的作用机制，具有重要的理论和现实意义。

6.1.1 理论意义

首先，其有助于解决关于提取消退有效性的理论争议。其次，进一步深化消除恐惧记忆的研究，按照这一干预方法的"是否有效"—"什么情况下有效"—"对什么人有效"的逻辑，本书的研究起到了承上启下的重要作用。最后，进一步深化提取消退作用机制的研究。提取－消退这一简单的行为操作可以起到阻止恐惧复发的作用，其背后的心理和生理机制是什么，目前人类远未彻底搞清。仅就脑功能机制而言，现有的研究还很少，其结论不足以揭示真正机制。另外，从预期错误这一角度进行的机制研究目前还没有看到，关于预期错误启动记忆再巩固作用的机制亟待研究。影像学机制研究的结论可以和分子遗传学机制的结论协同解释，从不同层面上进一步解释其作用原理。

6.1.2　实践意义

1. 提高该范式用于焦虑障碍等临床治疗过程的有效性

目前提取消退范式用于临床仍有许多问题需要解决，最重要的就是效果的稳定性。本书通过一系列边界条件及其机制的研究，建立起破坏记忆再巩固的提取消退范式用于恐惧记忆消退过程的参照标准，从而进一步提升该方法用于焦虑症、恐惧症等精神疾病临床治疗的有效性。

2. 为创伤后应激障碍（PTSD）等精神障碍的治疗提供新的临床干预方法

本书的研究结果对于恐惧症、焦虑症等神经症的心理治疗以及以PTSD危机干预为代表的危机干预实践有重要启示，可以为改进现有的治疗方法和创设以提取消退范式为基础的新的干预方法提供科学指导和依据，也可以促进基础研究成果向心理治疗或临床治疗的转化。

6.2　研究构想

6.2.1　研究的总设想

基于前人的研究结果，笔者认为选用提取阶段信息差异的角度进行整合是比较合理的。提取阶段的信息差异包括两方面：提取物的新异性和提取关系的新异性，即以 CS 的改变和 CS-US 关系的改变为逻辑展开整个体系，较为深入地探讨提取阶段的关键边界条件及其神经机制。首先，可以解释之前部分研究中不一致的结果：有无预期错误可能决定了是否可以成功地利用干扰再巩固范式进行恐惧记忆改写。其次，按这个角度进行设计，可以整合相当一批关于提取阶段边界条件的研究，使得对于该问题的研究变得更为系统，逻辑性更强。最后，通过研讨预期错误或差异性信息开启记忆再巩固的神经机制，可以帮助揭示提取消退范式有效的原因，进一步为提取消退范式的有效性提供佐证。

6.2.2　研究思路

本书研究的提取消退提取边界条件的核心部分包括提取关系的变化边界条件和提取物变化的边界条件。

从信息差异的角度整合性地研究提取条件，体现在提取关系的变化和提取物的变化方面。另外，由于记忆本身的因素已经被证明是制约记忆进入再巩固的边界条件，因此在研究中我们将提取边界条件和记忆本身条件（记忆强度）结合加以研究，更全面深入地探索边界条件起作用的机制。

综上所述，本书着重研究记忆提取阶段的边界条件及其影响提取消退效果的神经机制。在提取边界条件中，创新性地选取　个角度：记忆提取时产生新异信息或信息差异角度，整合一类相关研究，考察提取物和提取关系变化在开启再巩固时间的时间窗和促进恐惧消退方面的作用，以及其在不同强度的恐惧记忆上是如何发挥作用的。拟采用生理指标和脑成像指标从行为层面、生理层面和神经层面上系统研究提取边界条件的作用机制和神经机制，并以此来构建一个提取消退应用的标准操作体系。本书的结果将有助于解决该领域的现存理论争议，并对焦虑症、创伤后应激障碍等临床疾病的治疗提供重要指导。

本书的研究思路如下。

1. 探索恐惧记忆提取消退的提取边界条件的行为机制

一方面，考察预期错误等通过改变习得阶段和提取阶段的CS-US的关系这类边界条件在影响提取消退效果方面的作用；另一方面，考察部分提取等改变CS这类边界条件在影响提取消退效果方面的作用，以及上述两类条件的交互作用，深入探索提取阶段各重要边界条件的作用机制。同时，结合记忆本身特点，考虑上述条件在不同记忆强度上的作用，基于研究结果总结出提取阶段边界条件影响恐惧记忆消退的行为机制。

2. 探索恐惧记忆提取消退的提取边界条件的认知神经机制

将提取阶段CS的新异性与CS-US关系的新异性结合起来，分析两者在行为层面的不同作用，并在此基础上研究两类过程所涉及的脑区激活和神经回路方面的差异。通过预期错误和提取比例影响提取消退效果的功能性磁共振成像（fMRI）研究，增加以健康人为被试的提取消退神经机制研究的证据，探索新的关键脑区的作用；对比提取消退与标准消退在脑机制上的差异，以及在这一过程中预期错误的作用。本书总的研究逻辑框架如图 6-1 所示。

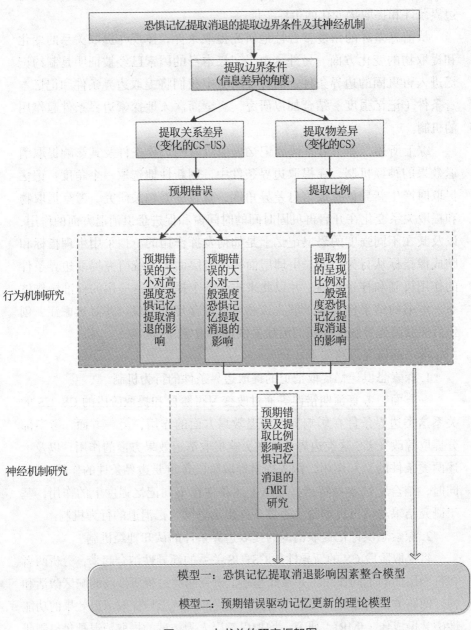

图 6-1　本书总的研究框架图

6.3 研究方法

6.3.1 被试

本研究中被试选取方法：在大学中发布招募被试的通知，要求能够在连续的 3 天中的同一时间来参加实验，随机挑选男生和女生各半。对于被试进行筛选：被试均为右利手，无躯体和精神障碍，视力或矫正视力正常，无色盲及色弱，之前没有参加过同类实验。实验之前均签署被试知情同意书，实验完成后给予一定报酬。

6.3.2 主要实验材料

本研究中涉及的实验材料主要包括以下 3 种。

1. 视觉多线索条件刺激

准备两组不同的多线索图形，一组是随机组合不同颜色的圆锥体、立方体和球体，另一组是随机组合的另外颜色的三角锥体、三边椎体和五边椎体（见图 6-2）。两组图形拥有相同的亮度，背景为白色。其中一组为 CS+，以 60% 的比例跟随 US；另一组为 CS-，始终不会跟随电击。

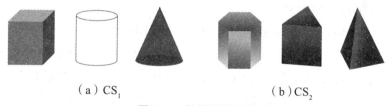

（a）CS_1　　　　　　　　　（b）CS_2

图 6-2　条件刺激示例

2. 跨通道多线索条件刺激

CS+ 为两个立体图形结合一段持续 8 s 的中性声音，最后 250 ms 给予电击；CS- 为另外两个立体图形，配合另外一种持续 8 s 的中性声音，不给予电击。中性声音为经过评定的愉悦度和唤醒度均处于中值附近的敲钟声和电铃声（见图 6-3）。

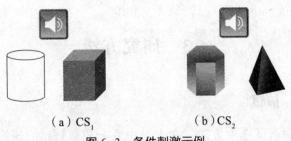

（a）CS₁ （b）CS₂

图 6-3 条件刺激示例

3. 视觉单线索条件刺激

单一刺激刺激线索使用两个不同形状和颜色的立体几何图形分别作为 CS_1 和 CS_2（见图 6-4）。

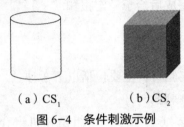

（a）CS₁ （b）CS₂

图 6-4 条件刺激示例

6.3.3 主要仪器

本研究涉及的实验仪器主要如下。

1. BIOPAC MP150

恐惧反应的主要测量指标皮肤电采用 BIOPAC16 通道生理记录仪 MP150 及其核磁环境模块进行采集。美国 BIOPAC 公司 MP150 数据采集和分析系统及配套的 AcqKnowledge 软件是生命科学领域目前主流的研究工具之一。该系统在 Windows 或 Mac 系统上运行稳定，具备多个数据通道，使用最高达到 400 kHz 的采样率进行高效数据采集，可以单独或组合收集皮肤电（GSR）、心电（ECG）、肌电（EMG）、眼电（EOG）和脑电（EEG）等多种生理数据。

2. BioTrace NEXUS-10

本研究涉及的另一种采集皮肤电的设备为 BioTrace 生物反馈仪（BioTrace Medical，San Carlos，CA，USA）。该生物反馈仪使用无线蓝牙接收器将设备与实验用的电脑相连接，是一款 10 通道的生理数据监控和反馈系统。Nexus10 可以提供高达每秒 2 000 个以上采样点的数据采样率，采集包括脑电（EEG）、肌电（EMG）、皮电（GSR）和呼吸频率（RSP）等在内的多种生理指标。

3. 3T 西门子核磁共振扫描系统

本研究的脑成像数据采集全部使用华南师范大学大学脑成像中心（SCNU-BIC）的 3T 西门子磁共振成像系统，使用 32 通道头部线圈。同时，使用型号为 SANRTEC SA-9900 的视听觉刺激系统呈现实验刺激，可以运行 E-Prime 等软件。使用 PACS 数据处理平台，保证实验数据的传输和存储。

4. 人类震惊反射实验系统

本研究中恐惧反应的另一种指标——恐惧惊跳反应（fear potentiatial startle responses，FPS）则使用国产 Xeye Human Startle Reflex 人类震惊反射系统进行采集。该仪器记录眨眼时眼轮匝肌的肌电（electromyography，EMG）反应，获取被试的震惊反应。主要记录指标有基线值、反应潜伏期、反应时、反应期均值、最大峰值、最大峰值潜伏期和采样期均值等。

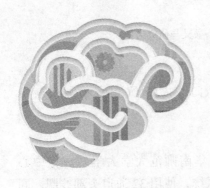

第7章　记忆再巩固的提取边界条件之提取物变化的研究——提取比例对复合恐惧记忆提取消退的影响

7.1　研究目的

7.1.1　问题提出

已有许多以人类和动物为被试的研究，从行为、系统和分子水平上探索了提取消退的机制，但其中绝大多数研究中使用的记忆模型都是单个 CS 匹配 US 的条件化模型，即 CS 只包含一个线索。例如，Schiller 等人（2010）使用蓝色方形或黄色圆形作为 CS+、CS-，分别通过跟随或不跟随温和电击来形成条件化恐惧反应。而当有一个以上的 CS 时，则每个 CS 单独匹配 US，形成多个 CS-US 连接，多个 CS 是相继出现而不是同时出现的。使用单线索的记忆模型可以有效探索恐惧记忆的本质，但不能回答如果有一个以上的记忆线索，或者只使用部分线索来进行记忆提取时，是否可以重新激活原始记忆以经历再巩固的问题。

创伤事件包含许多相关的线索，然而在临床治疗中，不可能使用全部线索来激活记忆。因此，选择一个有效的 CS 作为提示线索，并寻找最佳记忆激活范式就成为将这一充满应用前景的实验室程序应用于临床治疗实践的关键。Jones 等人（2013）在大鼠中使用多重刺激作为 CSs，来研究提取后消退模式在更复杂的恐惧记忆模型中的效果，发现提取消退也可以对复杂恐惧记忆消退起作用。他们使用同时呈现的声音和光（T+L）作为复合 CSs+ 刺激，跟随电击来形成联结学习，进而对比复杂恐惧记忆和简单恐惧记忆（声音－电击匹配）在消退特点上的差异，并探索复杂线索恐惧记忆去巩固（destabilization）和消退的有效范式。他们发现，复杂线索的恐惧记忆比简单恐惧记忆更难消退。而复杂恐惧记忆提取消退的效果取决于使用某个特定的消退程序。然而，很少有对健康成年人使用复合 CSs 记忆模型的研究。目前，人们尚不清楚在记忆提取阶段需要呈现多少刺激线索才能成功激活原始记忆，并打开再巩固时间窗。

针对上述问题，本书以正常人为被试使用基本的视觉多刺激模型作为 CSs 来探索决定提取后消退范式效果的影响因素。该 CSs 模型包含 3 个同时呈现的不同颜色和形状的立体图形，之后跟随（CS+）或者不跟随（CS-）轻微的腕部电击。在恐惧习得后的第二天，使用 0 个，1 个，2 个或全部 3 个 CS 线索进行记忆提取，休息 10 min 后进行传统消退训练，并在第三天进行恐惧复发测试对比不同提取比例的效果。

本书以正常人为被试，使用多线索恐惧模型，研究当全模型中有 3 个线索时，进行 1/3、2/3 和全部线索提取时，哪种提取强度能够更好地唤起恐惧记忆进入再巩固。

7.1.2　研究假设

在联结性学习的错误－纠正（error-correction）模型中（Rescorla et al.，1972），预期的 US 的缺失会产生一个错误信号，从而影响该 CS 随后建立联结的能力（即进入新联结的能力）。在 Rescorla-Wagner 模型中，实际 US 强度对比预期 US 的增加或减少，会引起对 CS 的兴奋性学习或抑制性学习。然而，在预期错误的另一种理论——Pearce-Hall 模型中，这两种情况都会引起 CS 联结能力（associability）的增加。因此，如果预期错误（PE）大，那么 CS 的联结能力就高，就有利于 CS 进入新的联结性学习或者改变原有 CS-US 的连接。同理，如果 PE 小，那么 CS 的联结能力就低，就难以改变原有负性记忆联结，因此难以形成新的安全记忆联结或建立新的学习。

在条件化学习的基于强化比率的（rate-based）模型中（Gallistel et al., 2000），个体学习的内容是 CS 的强化比率 r 的线性函数。因此，如果一个复合刺激模型 ABC 的强化比率是 r_{ABC}，则刺激 AB 的强化比率 r_{AB} 就等于 ABC 总的强化比率 r_{ABC} 减去刺激 C 的强化比率 r_C，即 $r_{AB} = r_{ABC} - r_C$。因此，如果呈现 AB 刺激，则被试将期待 2/3 原强度的电击，若实际上无电击则会产生比整个 ABC 刺激呈现更低的 PE。

在本研究中，条件性学习形成了一个三线索复合 CS-US 的 60％强化比率的联结。因此，第二天一个线索的一次呈现会产生 3 组中最低的预期错误。如前文所述，PE 过低将导致无法产生使 CS 进入一个新的联结所需要的足够的联结能力，因而削弱了随后的消退学习。同理，3 个线索的完全 CSs 呈现又将产生一个最大的 PE，使其在 3 组中有最大的 CS 联结能力。而在 2/3 重复提取组，只呈现两个线索，则被试对 US 的期待为初始 US 的 2/3，可以产生足够的 CS 联结能力并改变原始的 CS-US 联结。有研究者认为，一个较大的 PE 可以通过调动注意系统服务于长时记忆的建立，从而有助于促进学习（Janak et al., 2012）。本书推测，在提取阶段，CS 的变化可以吸引被试更多的注意力，激发更多的唤醒，从而增强记忆再巩固。因此，2/3 重复提取组可能比完全重复 CSs 提取组具有更好的提取消退效果。

本研究的假设如下：如果被试成功习得 3 个线索复合 CS 条件性记忆恐惧，那么使用一个较大的 CS 重复量作为提取线索能有效激活恐惧记忆进入再巩固，并进而通过行为干预手段修改恐惧联结为安全联结。然而，如果使用更少的线索（没有或一个），则提取不能使得原有记忆去巩固（destabilization），提取消退无效，因此已消退的恐惧记忆还会再次复发。

7.2 研究方法

7.2.1 被试

所有被试均在实验前签署了知情同意书，向完成全部 3 天实验的被试支付被试费（50 元＋交通费用），如果第一天未能成功习得恐惧而无法参与后面的实验，则在第一天实验结束时支付 15 元。该研究已获得华南师范大学心理学院人类研究伦理审查委员会的批准（批准号：117）。

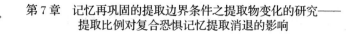

本次研究共有92名健康成年人（其中男33名，年龄均在18～35岁）通过招募参加了实验。被试被随机分成3个实验组和1个对照组。被试剔除标准如下：第一天没有习得条件性恐惧或第二天没有成功消退条件性恐惧的被试。这个标准是根据习得后半段和消退后半段被试对CS+和CS-的差别化的皮肤电反应（SCR）分析确定的，具体标准如下：习得过程中的差别化皮肤电反应（mdSCR，对CS+的SCR减去对CS-的SCR）不应方向相反（CS- > CS +）或<0.1 μs；消退过程中的mdSCR不应方向相反（CS + > CS-）或> 0.1 μs（Schiller et al.，2010）。根据该标准总共剔除了12名被试（1/3提取组3名，2/3提取组2名，完全提取组3名，不提取组4名）。

因此，有效被试为1/3重复提取20人（男8名），2/3重复提取组20人（男8名），3/3重复提取组（男8名）和不提取组（男9名）。

7.2.2　刺激材料

条件刺激为两种类型的图片，每类图片包括3个不同颜色和形状的立体图形（见图7-1（a））。3个图形的位置相互平衡，并随机选择其中一个或两个图形作为实验组的提取线索。使用6种随机序列使材料的颜色和形状在不同实验条件之间进行平衡。每个CS呈现5 s，以伪随机顺序呈现，在CS+呈现的最后200 ms出现电击（非条件刺激，US），电击强化比率为60%。US为每秒50个脉冲、持续200 ms的电刺激，由一台恒定电流刺激仪进行控制，其强度为在实验之前被该名被试评定为"极端不舒服，但不疼痛"的电刺激强度。该温和电击通过连接到右手手腕上的电极传送给被试，并在皮肤和电极之间使用导电凝胶。使用变动的刺激间隔（ITI）在8～10 s随机变化。

7.2.3　测量指标

本研究的测量指标为被试的皮肤电反应（skin conductance response，SCR）。皮肤电是测量人类恐惧反应最常用的指标之一（Lonsdorf et al.，2017）。使用NEXUS-10（BioTrace Medical，San Carlos，CA，USA）生物反馈仪进行SCR采集，采样率120 Hz。生物反馈仪的两个电极分连接到左手的食指和中指上，在手指的第一和第二趾骨之间。使用NEXUS-10

仪器配套的 BioTrace+ 软件对 SCR 波形进行离线分析。对 CS 和 US 反应的 SCR 幅度分别对应被试对条件刺激和无条件刺激的恐惧反应。本研究对 SCR 水平的操作性定义为刺激呈现后 0.5 ～ 5.5 s 时间窗中的第一个波的谷值－峰值差异。根据前人研究，数据选取界限为最小反应大于 0.02 μs，未达到这一标准的数据界定为 0（Schiller et al., 2010；Golkar et al., 2012）。使用 SCR 原始分除以该名被试对 US 的反应的平均值，再开平方根，从而得到被试对该 CS 的标准化皮肤电。该计算方法由 Schiller 及其同事（2010）提出，在人类心理生理研究中是一种有效的方法。

7.2.4　实验设计及流程

1. 实验设计

以刺激类型（CS+/CS-）和时间阶段（前半段、后半段）为被试内因素，组别（1/3 提取、2/3 提取、全部线索组以及不提取组）为被试间因素，进行 2×2×4 的多因素混合实验设计。

2. 实验流程

整个实验包括连续的 3 天。所有被试安排在 3 天中的同一时间参加实验。实验设计流程如图 7-1（b）所示。

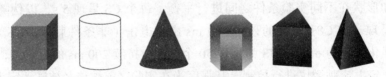

（a）条件刺激

图 7-1　实验材料及实验设计图

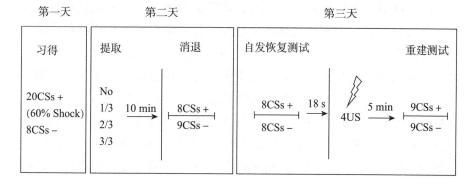

（b）实验设计示意图

图 7-1　实验材料及实验设计图（续）

　　注：习得阶段包含 20 个 CS+ 试次，60% 伴有电击，即 12 个 CS + 有电击，8 个 CS + 无电击，8 个 CS– 无电击；消退阶段包含 8 个 CS+ 和 9 个 CS– 试次，均不带电击；为了消除实验最开始时的反应定势，每个阶段中的第一个 CS– 不纳入分析

　　（1）条件性恐惧的习得。被试坐在与生物反馈仪和电击仪相连接的电脑前，电击仪连接到被试的手腕，生物反馈仪连接到他们的食指和无名指指腹上。由于每个被试对电击的耐受性不同，实验前先进行个体电击强度评定，选择一个让被试评价为"极端不舒服，但不疼痛"的电击强度。各试次按照伪随机顺序呈现，标准如下：第一个试次均不伴随电击，不超过两个 CS 试次是相同刺激类型，且不超过两个连续试次伴随电击。训练被试对两个类型视觉刺激的辨别反应如下：一类是包含 3 个"冷色调"的立体图形，另一类包含 3 个"暖色调"的立体图形。每类刺激类型用作 CS+ 的图片在被试间进行平衡，以形成被试对 CS+ 的条件性恐惧。

　　（2）记忆提取与消退。24 h 后，将已习得条件性恐惧的被试随机分成 4 组，每组使用不同数量的线索进行提取：0 个线索（即不提取组），1 个线索（原线索的 1/3），2 个线索（原线索的 2/3），3 个线索（完全重复组）。在提取阶段，向被试呈现不带电击的提取线索 5 s，然后让被试原地休息 10 min，在此期间让被试观看一段 BBC 纪录片《地球脉动》的节选，该阶段不记录皮肤电数据。休息结束后进行消退训练，消退阶段包含 8 个 CS+ 和 9 个 CS- 试次，均不带电击。为了消除实验最开始时的定势反应，每个阶段中的第一个试次不纳入分析（Schiller et al., 2010）。

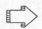

（3）再消退和复发测试。提取消退完成 24 h 后，对被试进行再消退和重新获得实验，分别通过这两个过程进行恐惧自发恢复测试和重建测试。在再消退阶段，随机呈现 8 个 CS + 试次和 8 个 CS- 试次，均不跟随电击。再消退结束后 18 s，在无预警的情况下向被试施加 4 个连续的电击，4 个电击的 ISI 为 1 s。然后原地休息 5 min。休息结束后，使用 9 个不带电击的 CS + 和 9 个 CS- 以检验恐惧复发。为了消除实验最开始时的反应定势，每个阶段中的第一个试次不纳入分析（Schiller et al., 2010）。在整个实验阶段，电击仪开关始终处于 "ON" 位置且生物反馈仪持续记录 SCR。

7.2.5　统计分析

对不带电击的 CS+ 和 CS- 的 SCR 进行分析，以排除电击对被试行为反应的影响。本研究的主要因变量是对 CS 的差别化反应（mdSCR），由在每个试次上对 CS + 的 SCR 减去对 CS- 的 SCR 再进行跨越被试平均计算得到。对 mdSCR 进行以组别（不提取、1/3 重复提取、2/3 重复提取、全提取）为被试间因素，以时间（前半段和后半段）为被试内因素的多因素重复测量方差分析。

其中，对恐惧习得的分析通过在各组中习得后半段对两类刺激差别反应的配对样本 T 检验进行计算，恐惧消退通过比较消退后半段的差别反应进行计算。对恐惧自发恢复的测试，通过对比从消退的最后一个试次到再消退的第一个试次 mdSCR 的变化来进行。最后使用单因素方差分析比较 4 个组对第三天第一个试次的 mdSCR 来对比各个组在防止恐惧自发恢复上的相对优势。

对恐惧重建进行测试，比较再消退最后一个试次到重建后的第一个试次的 mdSCR 的变化。最后使用单因素方差分析比较 4 个组在重建后第一个试次的对 CS + 和 CS- 的差别反应来对比各组预防恐惧重建的相对优势。

本研究的事后检验均使用最小差异法（least significant difference, LSD），采用 0.05 为显著水平并报告偏 η^2 的作为效果量的估计，同时在适当时候使用自由度的 Greenhouse-Geisser 校正。

7.3 结果与分析

7.3.1 条件性恐惧习得分析

多因素重复测量方差分析表明，时间阶段的主效应显著（$F_{(1,76)}$ = 101.974，$p < 0.01$，$\eta^2 = 0.573$），刺激类型主效应显著（$F_{(1,76)}$ = 90.662，$p < 0.01$，$\eta^2 = 0.544$），组别效应不显著（$F_{(3,76)}$ = 0.333，$p = 0.801 > 0.05$，$\eta^2 = 0.013$）。刺激类型 × 时间阶段之间的交互作用显著（$F_{(1,76)}$ = 33.142，$p < 0.01$，$\eta^2 = 0.304$），组别 × 时间阶段的交互效应不显著（$F_{(3,76)}$ = 0.961，$p = 0.416 > 0.05$，$\eta^2 = 0.037$），组别 × 刺激类型的交互作用也不显著（$F_{(3,76)}$ = 0.368，$p = 0.776 > 0.05$，$\eta^2 = 0.014$）。3 个自变量之间无显著交互作用（$F_{(3,76)}$ = 0.24，$p = 0.868 > 0.05$，$\eta^2 = 0.009$）。

对各组习得阶段的最后 4 个试次的配对样本 T 检验显示，对 CS+ 的 SCR 显著高于 CS−（不提取组：T = 3.983，$p < 0.01$；1/3 提取组：T = 5.342，$p < 0.01$；2/3 提取组：T = 8.433，$p < 0.01$；全提取组：T = 3.732，$p < 0.01$）。对最后 4 个试次 CS+ 与 CS− 的 mdSCR 的以组别为自变量的单因素方差分析分析揭示，在不同组之间没有显著差异（$F_{(3,76)}$ = 0.262，$p = 0.853 > 0.05$，$\eta^2 = 0.01$）。

上述这些结果表明，各组被试均成功习得了对 CS+ 的条件性恐惧，对 CS− 没有恐惧，且每个组被试习得的恐惧记忆具有相同的强度（图 7-2）。

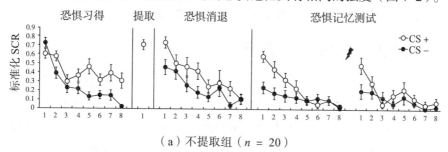

（a）不提取组（n = 20）

图 7-2 （A ～ D）每组被试在条件性恐惧习得、提取、消退和测试阶段对 CS+、
CS− 刺激的平均皮肤电反应

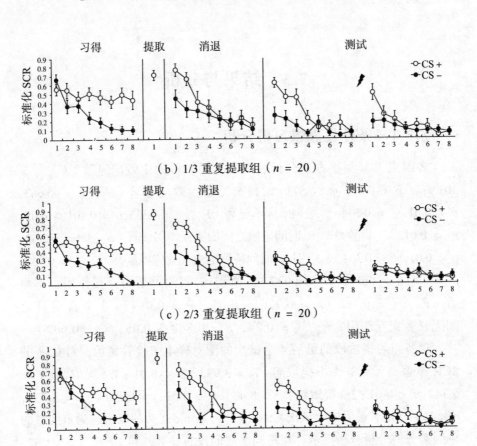

（b）1/3 重复提取组（$n = 20$）

（c）2/3 重复提取组（$n = 20$）

（d）完全重复提取组（$n = 20$）

图 7-2 （A ~ D）每组被试在条件性恐惧习得、提取、消退和测试阶段对 CS+、

CS- 刺激的平均皮肤电反应（续）

注：闪电图案代表在记忆重建阶段引发恐惧的无预警电击。

7.3.2 提取后消退分析

多因素重复测量方差分析表明，时间阶段的主效应显著（$F_{(1,76)}$ = 100.229，$p < 0.01$，$\eta^2 = 0.569$），刺激类型主效应显著（$F_{(1,76)}$ = 62.215，$p < 0.01$，$\eta^2 = 0.45$），组别的主效应不显著（$F_{(3,76)} = 0.032$，$p = 0.992 > 0.05$，$\eta^2 = 0.001$）。刺激类型 × 时间阶段的交互作用显著（$F_{(1,76)} = 30.093$，$p < 0.01$，$\eta^2 = 0.284$），组别 × 时间阶段的交互作用不显著（$F_{(3,76)} = 0.056$，$p = 0.982 > 0.05$，$\eta^2 = 0.002$），组别 × 刺激类型的交互作用不显著（$F_{(3,76)} = 0.586$，$p = 0.626 > 0.05$，$\eta^2 = $

0.023）。3 个因素之间没有显著交互作用（$F_{(3,76)}$ = 0.643，p = 0.589 > 0.05，η^2 = 0.025）。

这些结果说明，各组被试均成功消退了对 CS+ 的恐惧反应。

7.3.3 恐惧复发测试

1. 自发恢复

对组别和试次（自发恢复的第一个试次，消退的最后一个试次）的多因素重复测量方差分析表明，试次的主效应显著（$F_{(1,76)}$ = 23.065，p < 0.01，η^2 = 0.233），组别的主效应显著（$F_{(3,76)}$ = 3.329，p < 0.05，η^2 = 0.116），但两者间无显著交互作用（$F_{(3,76)}$ = 2.14，p = 0.102 > 0.05，η^2 = 0.078）。事后分析（LSD）表明，在 2/3 提取组和不提取组之间存在显著差异（p < 0.05）；在 2/3 提取组和 1/3 提取组之间存在显著差异（p < 0.05）；在 2/3 提取组和完全提取组之间存在显著差异（p < 0.05）。各组在这两个试次上对 CS 的皮肤电反应如图 7-3 所示。

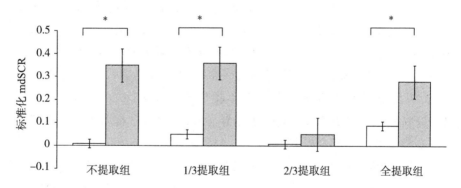

图 7-3　各组从消退的最后一个试次到自发恢复测试第一个试次的平均差别皮肤电反应

注：*p < 0.05，误差线代表标准误。

为了测试恐惧的自发恢复，本研究在各组中比较了从消退的最后一个试次到自发恢复测试第一个试次 mdSCR 的变化。配对样本 T 检验表明，仅在 2/3 提取组中无差异显著（T = 0.748，p = 0.464 > 0.05），而在所有其他 3 组中均存在显著差异（不提取组：T = 3.127，p < 0.01；1/3 提取组：T = 2.888，p < 0.01；完全提取组：T = 2.253，p < 0.05）。

对自发恢复的第一个试次进行以组别为因变量的单因素方差分析，结果发现，组间存在显著差异（$F_{(3,76)} = 3.835$，$p < 0.05$，$\eta^2 = 0.131$）。事后分析显示，2/3 提取组和不提取组之间差异显著（$p < 0.05$）；2/3 提取组和 1/3 提取组，以及 2/3 提取组和完全提取组之间差异显著（$p < 0.05$）。

这些结果表明，只有 2/3 重复提取组可以阻止提取消退 24 h 后的恐惧自发恢复。2/3 重复提取组比 1/3 提取组或完全提取组（即传统的提取范式）在抑制恐惧自发恢复上表现出明显的优越性。结果提示，提取比例可能决定了被激活的记忆进入消退或是再巩固。

2. 重建

使用再消退最后一个试次和重建第一个试次之间 SCR 差异作为恐惧重建的指标进行分析。

多因素重复测量方差分析表明，试次（再消退的最后一个试次，重建的第一个试次）的主效应显著（$F_{(1,76)} = 13.567$，$p < 0.01$，$\eta^2 = 0.151$），组别的主效应显著（$F_{(3,76)} = 3.350$，$p < 0.05$，$\eta^2 = 0.117$），但两者之间交互作用不显著（$F_{(3,76)} = 2.658$，$p = 0.054 > 0.05$，$\eta^2 = 0.095$）。事后分析显示，3/2 提取组和不提取组之间存在显著差异（$p < 0.05$）；2/3 提取组和 1/3 提取组，以及完全提取组和不提取组之间差异显著（$p < 0.05$）；完全提取组和 1/3 提取组之间差异不显著（$p < 0.05$）。

在每个组内部，从再消退最后一个试次到重建第一个试次对 CS 的 SCR 的配对样本 T 检验表明，在不提取组（$T = 2.656$，$p < 0.05$）和 1/3 提取组（$T = 3.159$，$p < 0.05$）差异显著，而在 2/3 提取组（$T = 0.563$，$p = 0.58 > 0.05$）和全提取组（$T = 0.446$，$p = 0.661 > 0.05$）无显著差异。

对 4 个组重建的第一个试次的 CS + 和 CS- 之间的差别进行单因素方差分析，结果显示组别效应显著（$F_{(3,76)} = 3.275$，$p < 0.05$，$\eta^2 = 0.114$）。事后检验发现，2/3 提取组的 mdSCR 显著低于不提取组（$p < 0.05$）和 1/3 提取组（$p < 0.05$）；完全提取组的 mdSCR 显著低于不提取组（$p < 0.05$）和 1/3 提取组（$p < 0.05$）。各组在这两个试次上的对 CS 的皮肤电反应如图 7-4 所示。

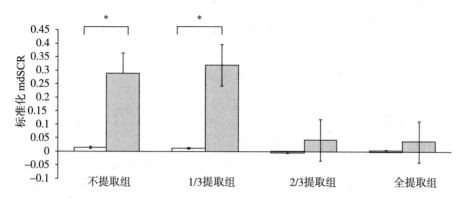

图 7-4　每组从自发恢复的最后一个试次到重建第一个试次的平均差别皮肤电反应

注：*p < 0.05，误差线代表标准误。

上述结果表明，2/3 重复提取组和完全提取组都可以阻止恐惧重建，并且在效果上没有显著差异。然而，1/3 重复提取组和不提取组都未能阻止恐惧重建，与在抑制自发恢复的效果上相似。

各组在恐惧习得、消退、自发恢复测试和重建测试阶段的差别皮肤电如图 7-5 所示。

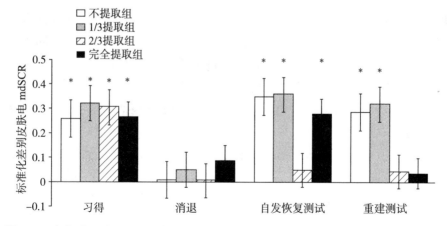

图 7-5　各组在恐惧习得、消退、自发恢复测试和重建测试阶段的差别皮肤电
（mdSCR）

注：*p < 0.05（各组组内习得与消退、消退与再消退之间对比），误差线代表标准误。

因此，在恐惧自发恢复和重建指标上的分析结果提示，如果与原始 CS 的相似性太少，则强度太弱无法激活原始记忆或打开再巩固时间窗，需要使用一个更大 CS 重复比例的作为提取线索，才能达到更好的抑制复发的效果。而在对比 2/3 提取组和完全提取组之间的相对优势方面，后者只能防止恐惧重建，在阻止自发恢复上效果较差；而 2/3 提取组在这两个恐惧复发指标上表现出更为稳定的效应。

3. 讨论

本书使用一个基本的视觉复合线索模型作为 CSs 以研究是否可以使用对复合 CSs 的部分提取的方式来激活记忆进入再巩固。结果表明，不提取组或 1/3 重复提取组未能打开原始记忆再巩固时间窗，2/3 重复提取组和完全重复提取组可以防止恐惧复发，且只有 2/3 重复提取组可以抑制恐惧自发恢复。

本研究结果可以在记忆再巩固理论的框架内进行解释，并进一步验证了提取后消退范式的效果。如果能够"打开"再巩固时间窗，就能使得记忆再重写或更新成为可能。而其中的关键问题在于用以激活记忆的线索是否足够有效。

目前也有一些研究未能证明提取消退范式的有效性，其原因可能如下：①引发记忆再巩固的程序无效；②操作上的细微差别减少了传统消退和提取消退之间的差异（Merlo et al., 2014 ; Nader, 2015 ; Sevenster et al., 2014）。再次激活后，记忆的命运走向存在多种可能性并取决于一系列因素。被激活的记忆可以进入再巩固或消退或介于两者之间的某种状态。只有当提取的记忆符合某些特定条件，它才能进入再巩固阶段（Fernandez et al., 2016），这些条件被称为记忆再巩固的"边界条件"（boundary conditions）。一般认为，这些边界条件包括记忆年龄，记忆强度和与提取强度相关的一些因素（如提示线索呈现的持续时间和次数）。近年来，预期错误（prediction error, PE）被认为是衡量记忆进入不稳定状态的一种非侵入性指标（Sevenster et al., 2013），而另一些学者将预期错误视为引发记忆再巩固的必要（但不充分）条件。因此，可以将记忆再巩固的边界条件分为两类条件：①习得的记忆本身的特性；②特定的操作过程或程序。这两个条件共同决定了记忆是否能够进入再巩固。

有一种新的视点认为，边界条件不是固定的，而是记忆特征和提取

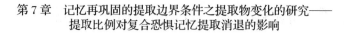

线索的特性之间交互作用的结果变量（Fernandez et al.，2016）。因此，边界条件应被认为是一种"组合"因素，在预测该范式的效果时应当将这两个方面结合起来加以考虑。

与一项以大鼠为被试、使用复合恐惧刺激的研究得到的结论一致（Jones et al.，2013），提取消退范式也可以有效应用于人类较复杂的恐惧记忆模型中。这一结果也与之前研究得到的引发恐惧记忆再巩固的线索不一定是初始记忆的副本，而可以是灵活的，如抽象线索的结论一致（Soeter et al.，2015）。

本书的研究结果也与证明预期错误为再巩固边界条件的研究相一致。Winters 等人（2009）的研究表明，由于时间更久远和强度更大而不易消退的客体记忆，能够在包含新信息的提取过程中返回不稳定状态。研究表明，PE 是启动再巩固过程的必要条件（Díaz-Mataix et al.，2013；Sevenster et al.，2013，2014）。新异信息可能会产生更新于先前知识框架的需求或动机，并扮演着记忆更新的驱动者的身份（Fernandez et al.，2016；Soeter et al.，2015）。然而，如果记忆激活过程包含太多新的学习，将不能引发记忆再巩固（Sevenster et al.，2014）。越来越多的证据表明，PE 的程度 / 量（size）是引发再巩固而不是新的消退学习或者仅提取的关键性因素（Beckers et al.，2017；Kindt et al.，2014）。一些研究发现，在多个预期引发强化物出现的线索后面的强化物缺失可以提升消退学习，并将其解释为它比单一的预期线索本身产生一个更大的 PE（Furlong et al.，2015；Janak et al.，2012）。根据 PE 理论，PE 越大，则 CS 进入新联结的能力越强，意味着在随后更容易建立新的学习（Holland et al.，2016）。

本研究结果显示，不提取组或 1/3 重复提取组不能引发再巩固，这可以根据 4 个组在提取阶段产生的 PE 程度不同来解释。个体在习得阶段建立了一个复合联结性学习——多个 CSs-US 联结。根据条件化学习的基于强化比率的理论，条件化学习的内容与复合 CS 之间呈强化比率的线性相关（Gallistel et al.，2000），该理论已得到一些研究的证实（Harris et al.，2012）。因此，在我们的研究中，被试学习到一个线索的强化比率（即 r_A）为三个线索总强化比率 r（r_{ABC}）减去另外两个线索的强化比率（r_{BC}）。据此推断，被试对一个线索跟随 US 的大小的预期是最初 US

大小的 1/3。因此，当在提取试次呈现两个或全部三个线索时，由于 US 缺失而产生 PE，将比仅呈现一个或零个提取线索时更大。在不提取组，没有激活恐惧记忆也无 PE 产生，因此就是传统的消退学习，将形成新的学习而不是对初始学习的更新。而在 1/3 提取组，PE 的量过小，无法打开再巩固时间窗，最终导致其未能阻止恐惧复发。而使用更大重复比例的提取线索（如 2/3 重复提取和完全重复提取组），则会产生更大的 PE，从而使得先前记忆成功地去巩固（destabilization），并最终将其破坏。这些结果均提示，如果在记忆提取阶段不能产生足够的 PE，就无法有效使用再巩固干扰范式。

另外，本研究发现 2/3 提取组比完全重复提取组有更好的抑制恐惧自发恢复的效果。这一结果可能不能仅仅根据 PE 进行解释。需要一个大的 PE 进行记忆提取并不意味着 PE 越大越好（Sevenster et al.，2014）。相反，不仅仅是 CS-US 的改变，CS 本身的改变也应在提取期间予以考虑。如果最初的 CS 包含一个以上的线索，那么很可能在激活阶段只使用其中的某些线索进行提取，这就使得用于提取的 CS 和习得的 CS 之间存在差别。这种在 CS 上的变化也是一类新异性刺激，可吸引被试更多的注意，并引发朝向反射。

作为朝向反射的一个重要指标，瞳孔大小已被证明与蓝斑核（locus coeruleus，LC）神经元具有正相关关系（Gabay et al.，2011；Rajkowski et al.，1993）。存在于脑桥背侧的蓝斑核是大脑中释放去甲肾上腺素（norepinephrine，NE）的主要来源。其释放的 NE 被广泛投射到大脑皮质、边缘系统、丘脑、小脑、脑干和脊髓（Sara et al.，2012）。去甲肾上腺素能系统在注意的转移和行为的灵活性方面发挥着重要作用（Sara et al.，2012）。有研究表明，NE 在形成恐惧联结性学习，以及通过 β 受体信号系统维持对长期记忆的消退学习方面是必要因素（Furlong，Pan and Corbit，2015；Janak et al.，2012；Johansena et al.，2014）。因此，当一个突出的刺激或行为表现上有显著的刺激出现时，就可以激活 LC-NE 系统，这对形成新的学习或者学习的消退都具有重要作用。而 LC-NE 系统的激活对条件性恐惧到底是起到增加还是减少的作用，则取决于具体的实验设计。与 CS 的呈现可以引发两个相反的过程——再巩固或消退类似，NE 的激活对于消退也具有双向调节作用（Lee et al.，2006）：既可能增强消退记忆的巩固，也可能增强恐惧记忆的再巩固（导致恐惧保持）（Wang et al.，2016）。有研究显示，提取的记忆可以激活杏仁核中的去甲肾上腺素能系统，从而提高了恐惧记忆的再巩固并对抗消退（Debiec et al.，2011）。而 NE 对消退起作用的神经机制为，去甲肾上腺素能系统的激活增加了神经元的兴奋性和细胞之间突触的可塑性（Barth et al.，2007）。

基于这些研究，我们推测 2/3 比例提取呈现了一个变化的 CS，作为一种显著和新颖的刺激，可能通过 LC-NE 系统增加了 NE 的释放。被激活的 LC-NE 系统增强了脑细胞的功能性连接和可塑性。同时结合我们的实验设计，激活的去甲肾上腺素能系统促进了记忆的激活，更利于恐惧记忆进入再巩固，这有利于再巩固干扰范式的操作。因此，2/3 比例提取组对比完全提取组有更好的抑制恐惧自发恢复的效果。

与之前一些在自发恢复和重建指标上效果一致的研究不同，我们发现 2/3 提取组相对于完全提取组的优势只体现在自发恢复指标上，而两者抑制恐惧重建的效果相同。对，此一个可能的解释是我们在实验流程上先测量的自发恢复，之后再测试的重建（Coelho et al.，2015）。一些研究指出，恐惧复发的不同指标之间存在互相干扰（Lonsdorf et al.，2017）。事实上，人类恐惧重建方面的研究结果一直缺乏共识（Haaker et al.，2014）。此外，恐惧复发测量的不同指标间的本质差异目前仍是不明确的。因此有待更深入的研究来确认自发恢复、重建或其他恐惧复发指标特定的机制。然而，本研究结果提示，完全重复 CS 用作提取线索并不是最优的提取条件。

总的来说，在使用复合 CSs 建立恐惧记忆之后，需要使用一个对初始 CSs 较大比重的重复作为提示线索，才能打开再巩固时间窗。也就是说，需要在记忆提取阶段产生足够量的 PE。此外，使用一个改变的 CS 而不是初始 CS 作为提示线索可以减少自发恢复，这可能是激活注意系统和 LC-NE 系统可以促进 NE 释放的结果。因此，在记忆提取阶段，CS-US 连接的改变（PE）和 CS 本身的改变都可能影响对恐惧记忆的再巩固。考虑到潜在的临床应用价值，未来研究需要更多地关注预期错误作用的神经机制以及 CS 的变化产生作用的神经机制。

本研究仍然存在一些局限性。首先，在自发恢复的测试上，组别和试次之间的交互作用未达到统计学显著水平。这可能是本研究的样本量较小导致的，需要在未来的研究中加以验证。其次，虽然结果显示 CS 的变化也可能在记忆的去巩固（destabilization）过程中发挥作用，然而 PE 和 CS 变化各自的效应在本研究设计模式下不能加以分离，无法澄清哪一个是对开启记忆再巩固起关键作用的因素。这将是笔者下一步研究的重点。最后，由于实际上本研究并没有操纵诸如 NE 等因素，因此讨论部分对 NE 释放和再巩固的关系的推论性解释需要更审慎地看待，有待在未来研究中进行更深入的探索。

通过将提取消退范式应用于更复杂的人类条件性恐惧模型中，本书的研究结果再次验证并扩展了之前关于提取消退范式可以消除恐惧记忆和防止复发的研究结论。此外，如果记忆线索包含多个 CS，使用不同比例的 CS 作为提示线索将具有不同的效果。对原始 CS 太少的重复将不能激活恐惧记忆以经历再巩固。为了达到抑制恐惧复发的最佳和最稳定的效果，应使用具有中等以上差异的 CS 作为提取线索来提供一种外源性刺激以促进记忆去巩固。由于以干扰再巩固为基础的临床治疗手段涉及在诸多相关的创伤线索中仔细选择合适的提取线索，因此本研究的结果对于这类方法具有重要的临床借鉴意义。①

---

① 本研究发表于 2017 年 Frontiers in Human Neuroscience doi:10.3389/fnhum. 2017. 00575.

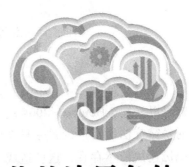

第8章 提取关系变化的边界条件研究——预期错误对复合恐惧记忆提取消退的影响

8.1 研究目的

8.1.1 使用不同干预手段破坏记忆再巩固可有效消除人类恐惧记忆

记忆并非过去记忆的复制，在人类生存的历史上，记忆的可塑性和灵活性起到了重要的适应性作用，具有进化意义。恐惧记忆，尤其是对曾经带来灾难性或负性后果的线索产生的持久的恐惧记忆，有助于个体在未来的生存中有效规避此类危险（Elsey et al.，2017）。但另一方面，具有正常认知调节能力的个体，对于不再引发恐惧的线索，也能重新赋予其安全效价，这也是记忆适应性的表现，即可以根据情境条件的变化调节相应的行为表现，表现出适合情境的行为。然而对于一部分个体而言，尤其是创伤后应激障碍患者或者恐惧症、焦虑症患者，由于基因因素（如易感性）结合创伤因素，因此认知灵活性受损，即使经过多次消退，仍难以消除负性记忆的影响（Aupperle et al.，2012）。

对这类患者的治疗，临床上通常采用暴露疗法和认知行为疗法。但是研究证明，并非所有患者都对这种治疗敏感，有部分被试没有任何改进（R et al.，2005；Simon et al.，2008）。而更大的问题还在于，即使通过治疗获得症状改善的患者，随着时间的推移，或者重返创伤情境，或者再次处于压力之下，或者再次遇到类似的情况时，都会出现多种形式的恐惧复发（Bouton，2004）。目前一般认为，以条件性恐惧消退为基础的暴露疗法所形成的是一种新的记忆痕迹，即消退记忆，而原先的恐惧记忆连接依然存在，这就造成了恐惧记忆和消退记忆互相竞争，最后的行为表现是两种记忆竞争的结果（Bouton，1993；Pearce et al.，1980）。当时间的推移或者类似的压力因素出现导致消退记忆痕迹处于相对劣势时，个体就表现出恐惧记忆的复发。因此对临床治疗而言，研究者们试图寻找一种方法可以直接作用于原始恐惧连接，对其进行修改，直接破坏恐惧记忆而不是形成新的学习。如果可以实现，这可能是进行临床干预的最佳范式。

近年来受到广泛重视的记忆再巩固理论，让研究者看到了解决这一问题的希望。记忆再巩固理论认为，记忆不是一经巩固就持久稳定不变的，当重新激活记忆时，记忆有可能重新变得活跃、脆弱、不稳定，此时大脑会对当下的信息较为敏感，可能将其纳入原始记忆，从而更新原始记忆（Misanin et al.，1968；Sara，2000）。这一不稳定的过程同样需要进行蛋白质合成等一系列类似于记忆巩固过程的化学变化才能再次稳定下来，再度进入不易受干扰的长时稳定状态（Nader et al.，2000）。早期的动物研究从生物化学层面证实了记忆再巩固过程的存在以及其相应的生物基础。

受此启发，研究者试图针对记忆再巩固这一特殊过程，施加干预以干扰其再次稳定的方法来更新或消除原始恐惧记忆。在对啮齿类动物研究的基础上该策略已被成功迁移到人类被试上。2009年，Kindt等人在健康人类被试上于记忆提取操作之后使用普萘洛尔，成功消除了已巩固的条件性恐惧记忆，这些记忆在之后的测试中没有自发恢复与重建。2010年，Schiller等人在健康人类被试上于记忆提取之后进行消退训练，成功消退了恐惧记忆，这些记忆在12个月后的测试中仍然没有复发。近年来，使用恐惧再巩固干预范式（采用动物或人类（健康人、临床患者）被试）的研究大量出现，总的来说可以分为药物干预（pharmacological intervention）和行为干预（behavioural intervention）两种。在大量证据证明其干预记忆的有效性的同时，新的重要问题被随之提出，其中最重要的就是如何成功提取记忆进入再巩固阶段。在记忆提取上，一般使用单次呈现原有 CS+ 线索但不匹配 US，并造成一段与第二次 CS+ 呈现之间的时间间隔的方式。单次 CS+ 线索的出现，最终会造成几种可能结果：消退、仅提取和提取进入再巩固。而最终会造成哪种结果，一个很重要的因素就是有没有记忆更新的驱动因素出现，预期错误（对行为期望的结果和实际出现的结果之间的不匹配）即这样的一类因素（Sevenster et al.，2013）。

8.1.2 预期错误在学习中的作用

如前文所述，当原本引起负性结果的 CS+ 不再能预测负性结果时，个体会逐步形成一种 CS 匹配安全信息的记忆，体现出个体面对不断变化的环境的一种适应性。由此可见，安全学习过程中的一个重要因素就是预期的变化。当预期和结果非常一致时，个体原先的经验可以充分发挥作用，已经充分适合当下的环境，新的学习就不会发生。只有当预期和结果出现不一致时，个体发现原先的经验已经不足以预测现时的结果，对当下的环境已经不再起作用时，才会出现学习的动力。根据 Rescorla 和 Wagner 的理论（Rescorla et al.，1972），预期中的 CS-US 和实际发现的 CS-no US 的不匹配越大，新学习出现的可能性越大。因此，预期错误（prediction error，PE）是引发学习的驱动力。

1. PE 在消退学习中的作用

不匹配 US 的 CS+ 线索的出现，大致会造成两种相反的结果：恐惧激活和恐惧消退。一次或最初的 CS+ 呈现仅对原恐惧记忆进行提取，个体表现出恐惧反应；而当多次重复出现 CS+ 而均不匹配 US 时，原有的恐惧反应就被抑制了，形成了抑制性记忆连接。这一过程中被试对预期的调整起了关键作用。PE 的存在促使个体有了建立新的记忆连接的需求，即 CS 匹配安全性结果，因此 PE 被认为是恐惧消退的驱动力。目前，无论是动物模型还是人类模型，对 PE 在消退学习中的神经机制的研究还很少（Sevenster et al.，2018）。尤其是海马－腹侧被盖区回路在基于强化的记忆编码中起到了重要作用，但是这一环路在人类恐惧消退中的作用还有待证实。

2. PE 在记忆提取进入再巩固中的作用

PE 既是恐惧消退过程的关键因素，也是记忆进入再巩固的关键因素。

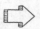

然而由于这两个过程（记忆更新和新的学习）是截然不同的过程，因此 PE 在某种实验设置下只可能引起其中一个过程，这是由提取阶段的各种边界条件所决定的。而 PE 对于记忆再巩固的触发作用并不是全或无的关系，还涉及 PE 的量的问题。在 Sevenster 等人（2014）的研究中，根据 PE 量的不同创设了三种条件（无 PE、单个 PE 和多重 PE），研究其对于开启记忆再巩固上的效果。结果发现，无 PE 和多重 PE 条件下，第三天的恐惧测试中均有明显复发；只有单个 PE 提取条件下，没有出现恐惧复发。该研究首次将 PE 的量作为衡量记忆是否能够进入再巩固的重要因素加以研究，对 PE 在记忆再巩固中的作用记忆以及后续研究具有重要启发。

由于预期错误的重要作用，无论是研究中还是临床应用方面，都亟待一种可操作的指标来衡量 PE 的出现。研究者指出，与动物研究相比，人类实验在此处的一个优势在于可以进行对 US 预期的口头汇报（Sevenster et al., 2018）。研究证明，对 US 出现可能性的报告——US 预期值，可以作为衡量 PE 出现与否的外显指标，指示记忆有没有进入再巩固过程。

与 PE 在恐惧消退过程中的机制研究的缺乏类似，PE 在记忆再巩固过程中的作用的神经机制研究尤为缺乏。一些其他类型的记忆，如认知任务的内隐 / 外显连接记忆的脑成像研究中证明了海马的作用（Duncan et al., 2009；Kumaran et al., 2006；Long et al., 2016）。而对于条件性恐惧中由 CS 呈现后 US 的缺失带来的负性预期错误的神经信号，同样包括海马（Spoormaker et al., 2011）。

8.1.3　正性、负性预期错误的作用

预期错误有不同的类型，如果从强化物出现与否的角度上来划分，可以分为正性预期错误（positive PE）和负性预期错误（negative PE）两种，前者是指预期没有强化物但实际出现了强化物的预期错误，后者指预期有强化物但实际强化物缺失的预期错误。例如，恐惧消退产生的就是负性 PE。

有研究者认为，正性 PE 导致恐惧学习，负性 PE 导致恐惧消退。Rescorla 等人（1972）认为，实际产生的强化强度小于原始强化物的情况下，也会产生负性 PE。为了提升恐惧消退效果，一个可能的策略是使

得 PE 最大化。而在开启记忆再巩固方面，不同类型 PE 的效果在行为层面和神经机制层面可能存在分离，即正性 PE、负性 PE 都具有开启再巩固的作用，反映在提取后消退训练可以抑制恐惧复发，但两者却包含不同的神经加工过程。

8.1.4 总结与问题提出

总结目前干扰再巩固范式下预期错误作用的研究，本书认为在以下方面还存在问题有待澄清。

1. 在复杂记忆模型中的作用缺乏验证

现有对 PE 作用机制的人类研究基本都使用最简单的记忆模型，即单线索记忆模型。而当记忆线索不止一个时，是否涉及不同的加工过程，PE 的作用是否还能得到相同的体现，目前还没有得到确认。当存在跨通道多重记忆线索时（视觉、听觉），个体的注意资源会分配到不同线索上。当跨通道线索同时呈现匹配电击时，被试会形成一个多线索整体导致 US（电击）的预期，并且在提取阶段只有当三者完全呈现却不匹配电击时，才会导致 PE 的最大化。因此，需要验证在复杂记忆模型中，PE 是不是记忆再巩固的必要条件，以及对复杂记忆而言，PE 的量是不是有效提取的关键因素。

2. 没有同时整合 PE 的类型与大小

尽管有研究对比了正性 PE、负性 PE 的作用，也有研究对比了单个 PE 和多重 PE 的作用，但前人的研究没有将 PE 的类型和大小在同一实验设置下中加以整合。本研究认为，将不同类型和量的 PE 在同种实验条件下进行对比，有助于进一步澄清其分别导致的行为层面的差异，也可为进一步的生理和神经机制研究打下基础。

因此，本研究在跨通道复合恐惧记忆模型下，验证预期错误对提取消退效果的影响，探索预期错误及其大小是否可以是开启恐惧记忆再巩固的必要因素。具体而言，本研究在记忆提取阶段创设 4 种 PE 条件：无 PE、正性单个 PE、负性单个 PE 和多重 PE。预期结果如下：在负性单个 PE 和正性单个 PE 条件下，消退训练可以消除被试对 CS+ 和 CS- 的差别反应并没有明显的恐惧返回；而在无 PE 和多重 PE 条件下，消退训练不能抑制恐惧复发。多线索模型下，预期错误是引发再巩固的必要条件。

8.2 研究方法

8.2.1 被试

以自愿报名的方式招募 86 名在校大学生参加实验，所有被试在实验前均签署书面的《知情同意书》。对于完成 3 天实验的被试支付少量被试费（80 元人民币）。对被试进行初步筛选：无躯体疾病及精神障碍病史，视力或矫正视力正常，无色盲色弱，听力正常，最近没有鼻塞或咳嗽症状，且之前没有参加类似的实验。本研究的设计实施通过华南师范大学心理学院人类研究伦理审查委员会批准。

实验前一天通知被试保持良好睡眠，实验 3 天期间保持正常作息，以排除实验被试偏差。第一天实验开始前，前告知被试实验中会在手臂处接受轻微电击，电击强度是经过科学评定的，不会对人体造成任何伤害。实验中如果有任何不适症状可以随时自由退出，所有与被试有关的信息和数据都会被严格保密。随后完成状态 - 特质焦虑测量。

将被试随机分为 4 个组：无预期错误提取消退组（简称"无 PE 组"，下同）、单个负性预期错误提取消退组（简称"负性 PE 组"，下同）、单个正性预期错误提取消退组（简称"正性 PE 组"，下同）和多重预期错误提取消退组（简称"多重 PE 组"，下同）。在第一天实验完成后再次进行被试筛选，排除标准为没有习得对 CS+ 的恐惧反应或者没有习得电击出现规律的被试。两个被试由于无法习得刺激伴随电击的规律而被剔除（未参加后续实验），故有效被试 84 人。其中无 PE 组 21 人（男 5 名），负性 PE 组 21 人（男 5 名），正性 PE 组 21 人（男 4 名），多重 PE 组 21 人（男 2 名）。年龄范围为 18 ~ 24 岁（$M = 20$，$SD = 1$）。状态 - 特质焦虑量表结果显示，4 组被试在状态焦虑分量表（$F_{(3,80)} = 1.63$，$p > 0.05$）和特质焦虑分量表（$F_{(3,80)} = 1.71$，$p > 0.05$）上的得分均无显著差异。

8.2.2 刺激材料

本实验采用的复合刺激由同时呈现的特定图片和相同长度的声音所

组成。图片为两种不同颜色和形状的立体几何图形，图片亮度相同，背景为白色。声音选取中性声音，取自经过大范围评定的本土化情绪声音库（刘涛生等，2006），分别为铃声（愉悦度 = 5 ± 1.11，唤醒度 = 5.92 ± 1.52，优势度 = 5.08 ± 1.81）和钟声（愉悦度 = 5.08 ± 1.43，唤醒度 = 4.58 ± 1.91，优势度 = 4.68 ± 1.58）。两种声音的响度相同（材料评定阶段，有 96.5% 的人能清晰分辨这两种声音）。

实验中两类复合刺激（CS_1，CS_2）呈现时间为 8 000 ms，其中 CS_1 呈现后不定时会伴随非条件刺激（US），作为 CS+；CS_2 呈现后不会伴随非条件刺激，作为 CS-。US 采用电击仪对被试右手腕部造成施加温和电击，电击强度事先根据每个被试的阈限进行评定，选取该被试评定为"极端不舒服，但不疼痛"的强度用于实验。每次电击持续时间为 200 ms。为避免实验材料对被试间造成的影响，实验中所有的材料都会进行项目平衡。

8.2.3　测量指标

使用 Biopac 16 通道生理记录仪（型号 MP150）记录被试的皮肤电（SCR）信号。实验中 Ag/AgCl 电极分别固定在被试左手无名指与食指末端，电极另一端口连接生理记录仪的 EDA100C 模块上，采样率为 500 Hz。对于收集到的 SCR 数据采用 Biopac 仪器配套的 AcqKnowledge 4.2 软件进行离线分析，主要采用 Schiller 等人（2010）提出的计算方法，具体如下：取 CS 呈现后 500 ～ 7 500 ms 时间窗内第一个波的 SCR 峰值与谷值差异，分别除以每个被试的 US 诱发皮电值的平均值，最后所有数据平方根化以减少分布的偏度。

8.2.4　实验设计及流程

1. 实验设计

以刺激类型（CS+，CS-）、时间进程（前半段、后半段）为被试内因素，组别为被试间因素，做 2 × 2 × 4 的混合多因素实验设计。

被试在连续 3 天的同一时间参加实验，第一天进行恐惧习得；24 h 后进行 4 种条件的提取，休息 10 min 后进行消退；24 h 后进行恐惧自发恢复测试和恐惧重建测试。在整个实验过程中记录被试的 SCR 值，作为因变量指标。总的实验设计流程图如表 8-1 所示。

表8-1 实验设计

第一天		第二天		第三天				
习得 3CS+US	无 PE 提取	10 min	消退训练	自发恢复测试	1 min	4US	5 min	重建测试
3CS+			10CS+ 消退	8CS+				7CS+
6CS-			10CS- 消退	8CS-				7CS-
习得 3CS+US	单个负性 PE 提取	10 min	消退训练	自发恢复测试	1 min	4US	5 min	重建测试
3CS+			10CS+ 消退	8CS+				7CS+
6CS-			10CS- 消退	8CS-				7CS-
习得 3CS+US	单个正性 PE 提取	10 min	消退训练	自发恢复测试	1 min	4US	5 min	重建测试
3CS+			10CS+ 消退	8CS+				7CS+
6CS-			10CS- 消退	8CS-				7CS-
习得 3CS+US	多重 PE 提取	10 min	消退训练	自发恢复测试	1 min	4US	5 min	重建测试
3CS+			10CS+ 消退	8CS+				7CS+
6CS-			10CS- 消退	8CS-				7CS-

2. 实验程序

电击强度评定：在第一天正式实验开始之前，每个被试都需要接受电击强度评定。电击强度的调节范围为 10 ～ 50 V，被试每次接受电击后需对电击造成的感受进行 0 ～ 10 评级，不适感逐级递增（其中 0 为舒服，8 为极度不舒服但能忍受，9 为痛且不能忍受）。选取被试评定为等级 8 的电击强度作为该被试整个实验过程的电击强度。

第一天恐惧习得：参考前人的研究，采用电击次序建立学习规则（Sevenster et al.，2013）。CS+ 和 CS- 各呈现 6 次，按照人工随机的方式呈现，但相邻的两个 CS+ 的电击总是间隔出现，即如果第一个 CS+ 无电击，则第二次出现的 CS+ 带电击，以此类推；而 CS- 始终不伴随电击。其中，无 PE 组与负性 PE 组中连续呈现的两个 CS+ 中总是第一个不伴随电击，第二个伴随电击。正性 PE 组与多重 PE 组中连续呈现的两个 CS+ 中总是第一个伴随电击，第二个不伴随电击。因此，习得阶段 CS+ 的电击比率为 50%，各组的设置情况如图 8-1 所示。该阶段要求被试全程集中注意力在电脑屏幕上，并观察出刺激与电击之间的规律。实验材料采用 E-prime 2.0 软件编程呈现在同一电脑屏幕上（声音刺激通过防噪耳机连接佩戴于被试耳部）。对于每一个试次，首先在屏幕上呈现红色注视点 "+" 2 000 ms 提醒被试注意，随后呈现复合 CS，持续 8 000 ms。对于伴随 US 的试次，在 CS 消失前 200 ms 实施电击，电击持续时间为 200 ms，随后与 CS 一同消失。试次间隔（ITI）为 8 ~ 10 s，间隔期间屏幕呈现 "请放松" 字样，确保被试的皮电值能降到标准水平，试次示意图如图 8-2 所示。在习得阶段建立一个次序规则，在第一天实验完成后询问被试，如果被试没有正确回答出 CS+ 与电击匹配的规则，则不能参加后续的实验。

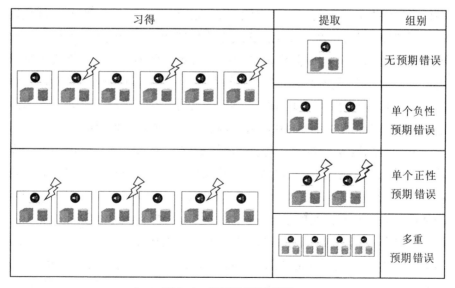

图 8-1　被试分组示意图

注：为便于图示，仅呈现习得与提取阶段安排，其中习得阶段仅呈现 CS+ 出现次序安排，未呈现 CS-。

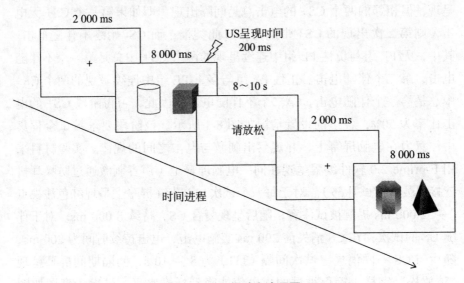

图 8-2　习得试次流程图

注：声音直接播放，没有呈现在电脑屏幕上；闪电符号代表电击（下同）。

第二天提取消退：参考 Kindt 等人（2013,2014）设置预期错误的方法，在提取阶段无 PE 组单独呈现一个不伴随电击的 CS+、负性 PE 组连续呈现两个不伴随电击的 CS+、正性 PE 组连续呈现两个伴随电击的 CS+、多重 PE 组连续呈现 4 个不伴随电击的 CS+，因此结合第一天的习得规则被试可以分别形成不同类型和大小的 PE。提取之后休息 10 min，随后进入消退训练，消退阶段随机呈现 10 个 CS+ 和 10 个 CS-，均不伴随电击。该阶段要求被试全程集中注意力在电脑屏幕上，不需要做任何反应。

第三天恐惧复发测试：先进行恐惧记忆自发恢复测试，使用一个完整的消退序列进行消退，随机呈现 8 个 CS+ 和 8 个 CS-，均不伴随电击。以第二天最后一个试次的 CS+ 到第三天第一个试次的 CS+ 的 SCR 变化作为衡量恐惧自发恢复的指标。在消退结束后休息 1 min，随后进行恐惧记忆重建测试，向被试连续呈现 4 个无预警的电击，每次持续 200 ms，间隔 1 000 ms。随后原地休息 5 min，休息后再次进行消退，随机呈现 7 个 CS+ 和 7 个 CS-，均不伴随电击。以自发恢复测试的消退序列的最后一个 CS+ 与重建测试的消退训练的第一个 CS+ 的 SCR 变化作为衡量恐惧重建的指标。

8.3　结果与分析

对被试的皮肤电数据，以刺激类型（CS+/CS−）和试次为被试内因素，组别（无 PE 组、负性 PE 组、正性 PE 组和多重 PE 组）为被试间因素进行多因素重复测量方差分析。

8.3.1　恐惧习得结果

重复测量方差分析结果显示，刺激类型的主效应显著（$F_{(1,80)}$ = 58.15，$p < 0.001$，偏 η^2 = 0.42），试次的主效应显著（$F_{(5,76)}$ = 9.31，$p < 0.001$，偏 η^2 = 0.38），刺激类型和试次的交互作用显著（$F_{(5,76)}$ = 2.88，$p < 0.05$，偏 η^2 = 0.16），说明 CS+ 和 CS− 的关系从习得前期到习得后期发生显著变化。组别主效应、刺激类型和组别的交互作用均不显著，说明 4 组被试对 CS+ 和 CS− 的恐惧反应不存在显著差异。

分别对每组后半部分（习得的最后 3 个试次 SCR 平均值）的 CS+ 与 CS− 进行配对样本 T 检验，结果显示各组内部均差异显著（无 PE 组 $T_{(20)}$ = 3.08，$p < 0.05$；负性 PE 组 $T_{(20)}$ = 2.57，$p < 0.05$；正性 PE 组 $T_{(20)}$ = 4.53，$p < 0.001$；多重 PE 组 $T_{(20)}$ = 5.02，$p < 0.001$）。这些结果说明，4 组被试都成功习得了同等强度的恐惧。

8.3.2　提取后消退结果

重复测量方差分析结果显示，刺激类型的主效应显著（$F_{(1,80)}$ = 49.97，$p < 0.001$，偏 η^2 = 0.38），试次的主效应显著（$F_{(9,72)}$ = 15.41，$p < 0.001$，偏 η^2 = 0.66），刺激类型和试次的交互作用不显著（$F_{(9,72)}$ = 1.97，$p = 0.06$），组别主效应不显著（$F_{(3,80)}$ = 0.79，$p = 0.50$），刺激类型和组别的交互作用也不显著（$F_{(3,80)}$ = 0.83，$p = 0.48$），说明 4 组被试对 CS+ 和 CS− 的恐惧反应不存在显著差异。分别对各组消退阶段最后一个 CS+ 与 CS− 进行配对样本 T 检验，结果显示 4 组内部差异均不显著（无 PE 组 $T_{(20)}$ = 1.55，$p = 0.14$；负性 PE 组 $T_{(20)}$ = −0.10，$p = 0.93$；正性 PE 组 $T_{(20)}$ = 0.66，$p = 0.51$；多重 PE 组 $T_{(20)}$ = 0.65，$p = 0.52$）。这些结果说明 4 组被试都成功地消退了恐惧反应。

以上实验结果如图 8-3 所示。

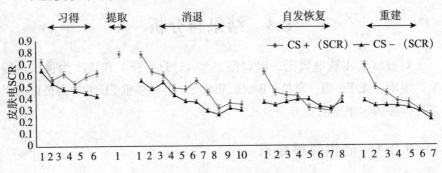

（a）无 PE 提取组

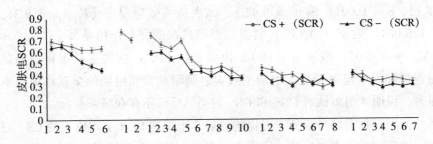

（b）单个负性 PE 提取组

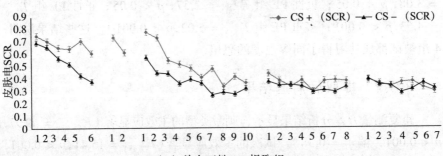

（c）单个正性 PE 提取组

图 8-3　4 个组在恐惧习得、提取消退与测试各阶段各试次上的皮肤电反应

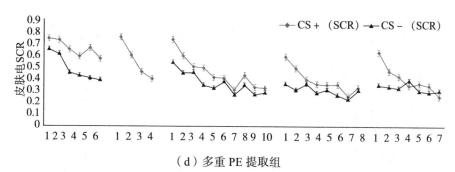

（d）多重 PE 提取组

图 8-3　4 个组在恐惧习得、提取消退与测试各阶段各试次上的皮肤电反应（续）

注：横坐标代表各阶段的试次，误差线代表标准误。

8.3.3　恐惧复发测试结果

1. 恐惧自发恢复测试

对再消退全程进行 2（刺激类型）×2（时间阶段：前半段，后半段）×4（组别）的重复测量方差分析。结果显示，刺激类型的主效应显著（$F_{(1,80)}$ = 22.13，$p < 0.001$，偏 η^2 = 0.22），阶段的主效应显著（$F_{(1,80)}$ = 22.08，$p < 0.001$，偏 η^2 = 0.22），刺激类型和阶段的交互作用显著（$F_{(1,80)}$ = 11.68，$p < 0.01$，偏 η^2 = 0.13）。事后比较发现，被试只在 CS+ 刺激上出现恐惧的自发恢复。组别效应不显著（$F_{(3,80)}$ = 0.33，$p = 0.80$），但刺激类型和组别的交互作用显著（$F_{(3,80)}$ = 3.38，$p < 0.05$，偏 η^2 = 0.11）。分离刺激类型，单独对 CS+ 进行重复测量方差分析发现，阶段与组别的交互作用显著（$F_{(3,80)}$ = 3.57，$p < 0.05$，偏 η^2 = 0.13），结果说明 4 组被试对 CS+ 刺激的自发恢复出现差异。

以第三天再消退阶段第一个试次到第二天消退阶段最后一个试次的 SCR 值的变化作为条件性恐惧自发恢复的指标（Schiller et al., 2010），分别对各组被试这两个关键试次进行配对样本 T 检验。结果显示，无 PE 组差异显著（$T_{(20)}$ = 3.15，$p < 0.05$），负性 PE 组差异不显著（$T_{(20)}$ = 0.54，$p = 0.59$），正性 PE 组差异不显著（$T_{(20)}$ = 0.34，$p = 0.74$），多重 PE 组差异显著（$T_{(20)}$ = 2.59，$p < 0.05$）。这说明只有无 PE 组和多重 PE 组出现了恐惧自发恢复，而负性 PE 组和正性 PE 组没有出现恐惧的自发恢复（见图 8-4）。

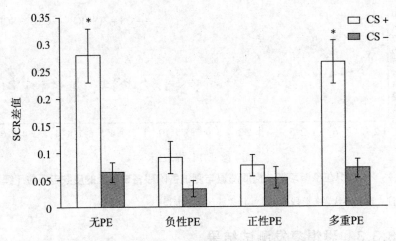

图 8-4　各组恐惧自发恢复量对比（SCR 差值）

注：自发恢复量（SCR 差值）= 再消退第一个试次 SCR 值 - 消退最后一个试次 SCR 值。

　　为了进一步验证 4 组被试对 CS+ 刺激恐惧反应的差异，对各组再消退阶段第一个 CS+ 的 SCR 值与消退阶段最后一个 CS+ 的 SCR 值进行减法计算，将两者的差值进行单因素方差分析。结果显示，4 组被试之间差异显著（$F_{(3,80)}$ = 3.57，$p < 0.05$）。多重比较（LSD）发现，无 PE 组和多重 PE 组的 SCR 差值显著大于负性 PE 组和正性 PE 组。结果说明，单个 PE 组（包括正负性 PE）的恐惧自发恢复显著小于无 PE 组和多个 PE 组。

　　2. 恐惧重建测试

　　对最后消退全程进行 2（刺激类型）× 2（时间阶段：前半段，后半段）× 4（组别）的重复测量方差分析。结果显示，刺激类型的主效应显著（$F_{(1,80)}$ = 11.96，$p < 0.001$，偏 η^2 = 0.13），阶段的主效应显著（$F_{(1,80)}$ = 14.22，$p < 0.01$，偏 η^2 = 0.150），刺激类型和阶段的交互作用显著（$F_{(1,80)}$ = 4.77，$p < 0.05$，偏 η^2 = 0.06）。事后比较发现，被试只在 CS+ 刺激上出现恐惧的重建效应。组别效应不显著（$F_{(3,80)}$ = 0.98，$p = 0.41$），但刺激类型和组别的交互作用显著（$F_{(3,80)}$ = 3.67，$p < 0.05$，偏 η^2 = 0.12）。分离刺激类型，单独对 CS+ 进行重复测量方差分析发现，阶段与组别的交互作用显著（$F_{(3,80)}$ = 3.07，$p < 0.05$，偏 η^2 = 0.10），说明 4 组被试对 CS+ 刺激的恐惧重建出现差异。

以第三天重建（单独呈现 4 个连续的 US 电击）后的第一个试次到第三天再消退阶段最后一个试次的 SCR 值的变化作为恐惧记忆重建的指标（Schiller et al., 2010），分别对各组被试在两个关键试次进行配对样本 T 检验。结果显示，无 PE 组差异显著（$T_{(20)} = 2.845$，$p < 0.05$），负性 PE 组差异不显著（$T_{(20)} = -0.46, p = 0.64$），正性 PE 组差异不显著（$T_{(20)} = 0.60$，$p = 0.56$），多重 PE 组差异显著（$T_{(20)} = 2.12$，$p < 0.05$），说明只有无 PE 组和多重 PE 组出现了恐惧重建效应（图 8-5）。

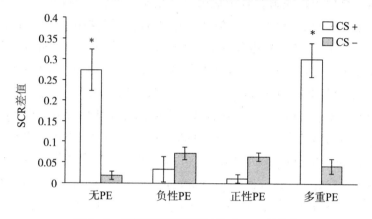

图 8-5　各组恐惧重建量对比（SCR 差值）

注：重建量（SCR 差值）= 重建后第一个试次 SCR 值 - 再消退最后一个试次 SCR 值。

　　为了进一步验证 4 组被试对 CS+ 恐惧反应的差异，对各组重建后第一个 CS+ 的 SCR 值与再消退阶段最后一个 CS+ 的 SCR 值相进行减法计算，对差值进行单因素方差分析，结果显示 4 组之间差异显著（$F_{(3,80)} = 3.07$，$p < 0.05$）。多重比较（LSD）发现，无 PE 组和多重 PE 组的 SCR 差值显著大于负性 PE 组和正性 PE 组。结果说明，一个 PE 组（包括正、负性 PE）的恐惧重建显著小于无 PE 组和多个 PE 组。在重建这个指标上，变化趋势和自发恢复指标一致。

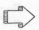

8.4　讨论

8.4.1　在复杂记忆模型中验证预期错误在再巩固过程中的作用

本研究使用跨通道复合记忆模型考察了预期错误对记忆再巩固的作用，结果发现只有单个 PE 组在第三天测试时可以抑制恐惧的自发恢复，而无 PE 组和多重 PE 组都有明显的恐惧返回。这说明，预期错误在单线索记忆模型与多线索记忆模型再巩固中的作用是类似的，即预期错误是开启记忆再巩固的必要条件。

如前文所述，PE 对于恐惧消退和恐惧再巩固都具有关键性作用，既是消退学习的驱动力也是记忆更新的驱动因素。相比以巴甫洛夫条件反射（Pavlovian conditioning）为基础的恐惧条件化学习，以操作条件反射（或工具性条件反射）（instrumental conditioning）为基础的学习中，PE 的作用和神经生物机制得到了更深入的研究。在工具性条件反射学习中，PE 被分为两种类型：奖赏性预期错误（reward prediction error）和惩罚性预期错误（punishment prediction error）。尤其是奖赏 PE，有研究证明其是由中脑分泌的多巴胺（dopamine）水平决定的（Schultz, 1998, 2016）。

8.4.2　正性、负性预期错误在学习中的不同作用

1. 错误驱动的学习理论与两类预期错误

预期错误是联结性学习中的关键因素，错误驱动（error-driving learning）的学习理论认为，刺激物所带来的强化物必须是让人感到惊讶的或者不可预测的，这样个体才会形成学习。当某种行为导致意外的强化物出现，即正性 PE，个体就会产生关于该行为导致该强化物产生的学习；而如果该行为产生怎样的结果已经被习得了，PE 就会为 0，不再会产生新的学习。相反，如果已经习得的行为不再带有预期的结果，即产生负性 PE，该行为就会消退（Schultz, 2000）。可见在该模型下，PE 在恐惧习得、安全习得、恐惧消退和恐惧记忆再巩固各阶段都有重要作用。

在两类 PE 的作用机制上，研究表明对于工具性条件反射（instrumental

conditioning）来说，虽然 PE 是由多巴胺水平决定的，但是与奖赏性 PE（或正性 PE）和惩罚性 PE（或负性 PE）相对应的多巴胺神经元种类不同（Matsumoto et al.，2009）。其中有两类多巴胺神经元，一类由预测正性结果的刺激引发兴奋，另一类由预测负性结果的刺激导致抑制。而当结果是不可预测时，某些多巴胺神经元会由正性或负性结果本身导致兴奋。兴奋性和抑制性的多巴胺神经元在解剖上的位置也是不同的，负性 PE 引发的兴奋性的神经元位于黑质致密部（substantia nigra pars compacta，SNc）的背外侧，而抑制性的神经元多位于腹内侧，如在腹侧被盖区（ventral tegmental area，VTA）（Matsumoto et al.，2009）。

在动物模型中，背外侧 SNc 的神经元主要投射到背侧纹状体（dorsal striatum），而位于腹内侧 SNc 和 VTA 的神经元主要投射到腹侧纹状体。后者将与强化物价值相关的信息传递到腹侧纹状体，被认为是强化物价值加工的过程。而前者与动力性的条件刺激的新异性相关，不论强化物是积极的还是消极的，其都会发送信号到背侧纹状体，与注意朝向行为相关。

2. 正性、负性预期错误在恐惧学习中的作用机制

对于正性 PE 而言，在啮齿类和人类研究中均发现，消退学习过程中中线丘脑和前额叶皮质的激活均与正性 PE 显著相关。与预料中的 US 出现相比，意外的 US 出现会在上述区域引起显著激活（Dunsmoor et al.，2008；Furlong et al.，2010）。人类实验发现，被试报告的主观 US 预期值与 US 引起的 BOLD 信号呈显著负相关。研究者推测，恐惧学习中正性 PE 的通路可能是由中脑水管周围灰质（periaqueductal gray，PAG）到中线丘脑再到前额叶皮质，进而控制以杏仁核活动为基础的恐惧习得。对于负性 PE 而言，较少有研究涉及恐惧学习中的负性 PE 的神经信号。但有证据显示，恐惧学习中的负性 PE 与巴甫洛夫正性强化学习（appetitive learning）中的 PE 信号具有类似之处（Matsumoto et al.，2009）。

另一项人类被试的恐惧学习研究发现，时间性的预期错误（temporal difference，TD）产生的信号中，由预期结果的缺失导致的负性 PE 信号与腹内侧前额叶、背外侧前额叶、左侧眶回、中颞回、角回和视觉皮层的激活有关。而正性 PE 信号与双侧脑岛、辅助运动区、脑干和视觉皮层

的激活有关。研究者据此认为，腹内侧前额叶和眶额皮质等区域不仅在消退过程中非常关键，实际在条件性恐惧习得的过程中负性 PE 信号产生的过程中已经有所参与（Spoormaker et al.，2011）。

综上所述，正性、负性 PE 在生物机制上涉及相反的过程（多巴胺的激活或抑制），神经环路和参与脑区上也存在差异。但是根据本书的研究结果，两者在开启再巩固过程上起到的作用结果却是一致的，即对于记忆再巩固的作用机制在行为层面上是类似的。CS 引发的实际出现的 US 大于或小于原有 US，都可以引发个体更新原始 CS-US 连接记忆的需求。

8.4.3　预期错误的量是记忆进入再巩固的边界条件

尽管本书的研究证明记忆激活阶段的预期错误可以使记忆去巩固，进入不稳定状态，但是单个 PE 和多重 PE 之间的对比证明两个 PE 无法成功使记忆去巩固，说明 PE 的量是一个重要因素，并不是所有的 PE 都能开启再巩固。这和 Sevenster 等人（2014）关于多重 PE 引起消退的研究结论一致，同时我们把这一结论在更复杂的记忆模型中加以成功验证。根据 Rescorla 等人（1972）的理论，PE 越大则相应 CS 的连接度就越高，即 CS 接下来进入新连接中的能力就越强，越有利于学习。结合本研究结果我们推测，使用 CS 提取记忆进入新的学习（消退记忆）还是再巩固（原始记忆），并没有绝对的界限，而是期间的 PE 量变导致质变的过程，因此是一个变动的边界条件。如果 PE 过小，则 CS 的连接度太小，无法产生足够的记忆更新驱动力；如果 PE 过大，则被试会将其作为一种新的学习线索，建立新的 CS-no US 安全记忆，产生消退；只有 PE 保持为一个合适的量，才能开启再巩固过程。这和我们第 7 章研究的结果是一致的（Li et al.，2017）。预期错误的这一特点，无疑大大增加了试图使用 PE 进行记忆激活的临床应用的难度。

8.4.4　未来的研究方向

基于本研究结果以及目前对预期错误用于恐惧记忆习得、消退和再巩固中的研究现状，笔者认为未来可以继续在以下方面开展研究。

1.恐惧消退中预期错误的神经机制

在恐惧学习过程中，正性、负性 PE 的神经信号与通路有较多的研究，但是在恐惧消退过程中不同类型的 PE 的神经机制对比研究较少。近年来有研究证实，恐惧消退过程和强化学习过程涉及的神经生理活动类似。有研究证明，主要表达于纹状体中的一类功能性多态的多巴胺传递基因 DAT1 会显著影响消退学习的效率，而 fMRI 的结果揭示腹侧纹状体中的多巴胺的释放伴随更强的正强化预期错误的 BOLD 信号（Raczka et al.，2011）。这与人类恐惧消退过程与正强化条件性学习过程类似的观点相一致，多巴胺水平可以作为人类恐惧消退过程的神经递质之一（Raczka et al.，2011）。但是预期错误在恐惧消退过程中到底起到了怎样的作用，还亟须更多动物、人类研究的继续探索。

2. 预期错误在开启记忆再巩固过程中作用的神经机制

除了恐惧消退之外，预期错误到底是如何开启记忆再巩固过程的？其背后的神经生理机制是怎样的？目前几乎没有研究可以回答这类问题。这个问题可以分解为两个方面：预期错误本身的神经信号，预期错误作用的过程机制。其中前者比较容易实现，可以结合 PE 的外显指标（US 主观预期）与实验设计，判断有无 PE 以及 PE 出现的时间点，通过对比实验组和对照组得到比较精确的 PE 的神经信号。后者难度则相当大，单个的 CS 呈现进行的记忆提取在成功进入再巩固和未进入再巩固之间在神经过程上有什么区别，以及 PE 的作用主要体现在哪个时间区间上等问题，目前还没有发现相应的研究。由于找到记忆再巩固出现的外显指标对于该范式的应用至关重要，因此与此密切相关的 PE 的作用机制的澄清就显得非常关键。未来的研究应致力于从多个层面上继续探索预期错误打开记忆再巩固过程的机制。

3. 预期错误与新异性在作用上的区别与联系

预期错误是一种新异性信息，但重点在于行为的结果与行为的关系上，即 CS-US 连接的新异性。除此之外，另一类新异性信息则是行为本身的变化，即 CS 的新异性（stimulus salience）。不仅仅是 PE，实际上对于新异信息本身，不管后面有没有强化物，其都能增强多巴胺的活跃度。有研究表明，虽然刺激物物理变化会增强多巴胺，但其不足以引起多巴胺的释放，刺激物本身的变化要配合强化物才具有动力性（Schultz，2016）。但是刺激物的变化会调动注意系统，产生更多的去甲肾上腺素分泌以及引起朝向反射，因此也会对提取干预过程产生影响。另外，刺激物变化本身也有不同的形式，如刺激物物理强度的改变、刺激物的减少及意外的出现等，而不同类型的新异性的机制也可能是不同的，因为它们可能影响了行为的不同方面。因此，未来研究的另一个关注点是新异性信息的类型对人类恐惧记忆提取干预的影响及其作用机制。

除了上述研究点之外，笔者认为未来还应进一步探索和细化预期错误的量作为再巩固边界的研究。另外，由于记忆本身的特性也是记忆更新的重要边界，因此记忆提取会引发哪种过程要考虑先前的记忆痕迹。应将 PE 的大小与原始记忆的强度结合起来，研究在不同强度的记忆痕迹上引发记忆更新所需要的 PE 的量，这对于加深对预期错误作用机制的认识以及促进该范式的临床应用都具有重要意义。①

---

① 本研究发表于 2018 年《心理学报》第 50 卷第 7 期 739～749 页。

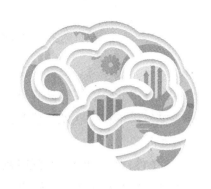

第9章　提取关系变化的边界条件——高强度恐惧记忆提取消退边界条件研究：压力的作用

9.1　研究目的

9.1.1　记忆强度是记忆再巩固的重要边界条件

　　并不是所有的记忆在个体进行回忆时都能进入再巩固状态，也可能仅仅让个体回忆起原先的经验，但并没有让回忆再次返回不稳定状态或者对新信息敏感，这种情况被称为"仅提取"（Elsey et al., 2017）。而只有通过提取使得先前的记忆再次变得不稳定，容易整合当下新的信息，先前的记忆才具有被改变（更新或删除）的可能性。记忆能够进入这一不稳定状态的条件被称为记忆再巩固的边界条件。在记忆再巩固的诸多边界条件之中，除了本研究课题所重点探索的记忆提取阶段的条件之外，记忆本身的特点也是决定记忆是否能再次返回不稳定状态的重要条件。在记忆本身的特点中，记忆强度是尤其重要的因素。如果记忆再巩固的干扰范式要用于临床治疗，就必须考虑临床情绪障碍涉及的负性记忆强度大的特点。研究表明，当记忆强度较大，记忆痕迹较强时，大脑会抗拒进入再巩固阶段，使得相应的干预措施无效（Eisenberg et al., 2003；Robinson et al., 2010；Suzuki et al., 2004；Wanget al., 2009），需要通过其他手段，如延长提取时间、增加提取次数等方法才能提取记忆进入

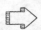

再巩固。因此，对于较高强度的恐惧记忆而言，如何恢复敏感性，使其更易于经历不稳定状态，成为提取范式研究向临床应用转化的一个难点和重要问题。

1. PTSD 患者创伤记忆的特点

PTSD 是指由异乎寻常的痛苦事件引发的焦虑障碍，这类事件通常会使受害者感到强烈的恐惧、无助。最易形成 PTSD 的应激源主要包括战争创伤、自然灾难、躯体攻击及虐待等；个体体验的应激事件主要包括分娩、流产、恶性肿瘤、心脏病及脑卒中等。其核心症状是经历严重创伤后个体习得了对创伤相关线索的恐惧记忆，主要症状还包括创伤情景的反复重现（reexperiencing）、对创伤相关刺激的回避（avoidance）、高唤醒（如易激惹、注意力受损）及入睡困难等。对 PTSD 患者的治疗，与对其他临床情绪障碍患者的治疗类似，主要以有效消除 PTSD 症状和有效预防 PTSD 症状的复发为主要目标。

PTSD 患者的记忆强度很大，同时伴随高度的压力。PTSD 患者本身有皮质醇激素调节失常的特点，这使得 PTSD 患者的恐惧记忆尤其难以消退和容易复发。压力对该类患者记忆的影响主要包括以下几个方面：

（1）压力可以导致记忆的复发（重建）。针对另一类记忆——成瘾记忆，许多研究发现压力情境可以引发已消退的成瘾记忆的再次复发（Soria et al.，2008）。对人类恐惧记忆重建的研究表明，重建主要是对未能消除负性效价的 CS 的反应，但也包括其他的负性刺激，即在测试环境中任何导致唤起的刺激，都有可能引起恐惧复发。这进一步说明，可以产生唤起的压力事件，可以导致原本已消退的恐惧记忆的复发（Vervliet et al.，2013）。

（2）压力可以增加非适应性记忆。以大鼠为研究对象的实验表明，压力能够增加寻求可卡因的行为，这一过程是通过边缘皮层的依赖于糖皮质激素的内源性大麻素的活化实现的（McReynolds et al.，2017）。另一项研究发现，对于已经习得听觉恐惧记忆的大鼠，使用 CS 进行记忆提取后，在杏仁核部位注射肾上腺素，可以增强恐惧记忆并抵抗消退。这说明 β-肾上腺素受体被激活后增强了恐惧记忆的再巩固。由于 PTSD 被认为与去甲肾上腺素的激活增加有关，因此该机制可以解释为何 PTSD 患者的恐惧记忆难以消退（Debiec et al.，2011）。

（3）压力导致了对记忆加工过程的改变。对PTSD患者的脑成像研究表明，其在情绪记忆的编码、巩固和提取上均与非PTSD患者存在显著差异。在对消退记忆的提取方面，PTSD患者在对消退记忆的回忆上受到损害，且这种损害是创伤性事件所导致的，而非一种原本存在的因素在创伤性事件的压力下诱发的（Milad et al.，2008）。相关学者进一步研究了这种压力导致的PTSD患者消退记忆提取失败的神经生物基础，发现在对消退记忆的提取过程中，PTSD组相比正常被试有更少的海马与腹内侧前额叶皮质（vmPFC）的激活，以及更大的背侧前扣带回（dACC）激活，由此推断这一神经基础是与恐惧消退学习相关的脑区激活功能失调（Milad et al.，2009）。

PTSD患者的认知能力受到损害，既表现为总体的记忆功能的受损，又表现为与创伤有关线索的加工困难，并与相关症状的维持和障碍的发展密切相关（Moore，2009）。根据PTSD的病理生理模型可知，与这一功能损害相对应的机制特点包括PTSD患者前额叶皮质反应过低（hypo-responsive）和杏仁核反应过激（hyper-responsive）（McNally，2006）。

2. 提取消退范式从实验研究转向临床应用的难点

由于PTSD患者的记忆既是高强度的又是伴随高压力的，因此对其记忆进行消退或干预就具有更大的难度，这不仅是传统暴露疗法的难点，也是使用提取消退范式进行治疗的难点。高强度的记忆既对抗消退，也对抗进入再巩固。因此，基于干扰记忆再巩固框架研究的话，如何恢复压力增强的情绪记忆的敏感性，使其重新经历不稳定，将是一个关键的问题。高强度和高压力的记忆使得提取操作无效，创伤记忆同时伴随两者，因此研究强度和压力对提取消退的影响具有临床实践意义。

提取消退范式向临床应用迁移的另一个难点则在于进入记忆再巩固缺乏明确的指标。尽管研究已经证实，提取阶段的预期错误（PE）是开启再巩固的必要条件，PE也是一个不会因为记忆而变化的独立因素，因此一度被视为可以确认出现记忆再巩固的指标（Sevenster et al.，2013），但是PE并非再巩固的充分条件。PE过小或者过大都不能开启再巩固（Li et al.，2017；Sevenster et al.，2014），而且PE提取同样面临着对于高强度恐惧是否能有效提取的问题。目前关于PE的研究使用的记忆模型多为实验室模型，恐惧强度较低且多数没有控制强度变量，其结果不能直接迁移到临床情绪障碍中去。而且目前的研究关于记忆再巩固过程的存在与否，都是依靠对于结果的推论，如从对比提取和无提取的两组是否具有抑制恐惧复发的效果来反推记忆是否经历了再巩固。可见，在临床治疗上有效使用提取消退范式仍然有许多问题有待解决，而对于 PE 以及高强度记忆的提取消退的行为、生物和神经生理等不同层面上的机制研究，将有助于澄清使用该范式的条件和规律，更有利于其在临床上的进一步应用。

9.1.2 压力对于恐惧记忆的影响

1. 压力对于恐惧习得与巩固的影响

恐惧习得时的压力状态对于记忆的形成和巩固有以下几种可能的影响途径：

（1）提高了原始记忆的强度。研究表明，压力既影响依赖于海马体的记忆，也影响依赖于纹状体的记忆。前者代表了海马体加工的情景记忆或陈述性记忆，而后者则代表了程序性记忆或刺激-反应（stimulus-response）记忆或学习过程中的内隐部分（Schwabe et al., 2012）。2009 年的一项研究试图探明压力荷尔蒙是如何影响依赖于纹状体的这类记忆的。研究者先在大鼠的背侧纹状体注射皮质酮，然后训练其完成水迷宫的空间任务，这一学习是形成依赖海马体的空间记忆；而在另一组大鼠中训练线索性任务，这一学习则是形成依赖纹状体的刺激 - 反应记忆。通过对比两组结果，发现在背侧纹状体注射皮质酮增强了线索性的记忆而不是空间记忆，说明纹状体内的肾上腺皮质激素可以增强刺激 - 反应记忆的巩固。但这一效应要在具有完整的基底外侧杏仁核（basolateral amygdala，BLA）的情况下才能够体现，如果在基底外侧杏仁核中注射 β - 肾上腺素能受体抑制剂，则不能体现出压力荷尔蒙激素对于记忆的增强效果，这与压力影响依赖于海马体的记忆的机制是类似的（Quirarte et al., 2009）。

（2）影响了记忆的巩固。压力荷尔蒙对于记忆巩固的影响一般是通过肾上腺激素和糖皮质激素这两类物质来发挥作用的。早期研究证明，在训练之后系统地注射肾上腺素能够增强对抑制性回避记忆的长时提取（Gold et al., 1975）。大脑中的蓝斑核区域是释放肾上腺素的中心，其释放的肾上腺素投射到许多前部脑区，包括海马体与杏仁核，并重点通过杏仁核而对记忆的巩固发挥作用。大量研究表明，在杏仁核注射 β-肾上腺素受体抑制剂可以阻止肾上腺素对于记忆巩固的作用，而在训练之后注射 β-肾上腺素受体激动剂可以增强训练记忆的巩固。基底外侧杏仁核（BLA）在这一过程中的作用尤为关键。肾上腺素能的增加可以激活 BLA 中的谷氨酸能系统，有助于 BLA 中依赖于 N-甲基-D-天冬氨酸（N-methyl-D-aspartate）的神经元的神经可塑性的增强，并进一步调节了在记忆巩固方面 BLA 与其他脑区的共同作用（McGaugh et al.，2002）。

压力影响记忆巩固的另一条途径是通过糖皮质激素起作用。情绪性唤起激活了下丘脑-垂体-肾上腺皮质轴，从而增加了血液中皮质酮的水平。大量研究表明，皮质酮可以增强长时记忆的巩固（De Kloet et al.，1999；Roozendaal，2000）。在训练之后立刻注射低剂量的皮质酮增强了记忆的巩固，而如果使用皮质酮合成抑制剂阻碍皮质酮引起的压力反应，则原本通过训练后注射肾上腺素所产生的记忆增强效应就会受到破坏和阻碍，这进一步表明肾上腺素和糖皮质激素是共同起作用来对长时记忆巩固产生影响的（McGaugh et al.，2002）。

（3）影响记忆再巩固过程。记忆的巩固与再巩固过程虽然具有诸多共同特征，但是这两种过程具有各自独特的神经生理机制。压力对记忆再巩固过程具有复杂的影响，主要体现在其作用因压力任务的性质、压力源的类型、唤起状态以及压力发生的时间等诸多因素而有不同，因此在研究结论上常常出现不同甚至相反的结果，压力对记忆再巩固的影响到底是增强还是削弱并不能一概而论，需要结合具体的实验安排和任务操作而定。

与压力影响记忆巩固所涉及的关键脑区类似，研究表明 BLA 同样是压力影响再巩固的关键脑区，通过 BLA 压力激素发挥作用影响记忆的编码、巩固和再巩固过程。研究者使用糖皮质激素拮抗剂 RU486 注射于记忆提取之后的 BLA，发现长时声音恐惧记忆和抑制性的回避记忆均受到了损害，说明声音恐惧记忆的再巩固需要 BLA 中的糖皮质激素（Tronel et al.，2007）。另外有研究发现在记忆提取之后马上注射糖皮质激素拮抗剂 RU38486，可以阻止提取后长时记忆的形成，也没有出现原本恐惧记忆的重建。这些都说明在恐惧记忆再巩固的过程中，糖皮质激素发挥重要作用（Nikzad et al.，2011）。

也有研究证明，糖皮质激素受体激动剂也可以损害恐惧记忆的再巩固。研究者在激活背景性恐惧记忆之后立刻注射皮质醇，结果发现显著降低了随后回忆的成绩，不过在重建测试中再次复发。记忆激活后药物的作用可以看成是干扰了记忆再巩固或者增强了消退的结果，而在此实验中皮质醇作用的这一结果表明皮质醇可以在记忆提取之后暂时地减弱恐惧记忆（Cai et al.，2006）。

　　而另一项研究表明，压力荷尔蒙对于激活后记忆的效果要因习得记忆的强度而异。在大鼠习得了高强度恐惧（1.5 mA 足底电击）和低强度恐惧（0.4 mA 足底电击）记忆 24 h 之后，将其放入原习得环境 90 s 来激活其恐惧记忆，然后马上注射皮质醇或 0.9% 氯化钠溶液。在记忆提取后第一、第七和第十四天进行的记忆测试表明，皮质醇激素损害了对高强度恐惧记忆的提取，而对低强度恐惧记忆没有作用（Abrari et al.，2008）。

　　由以上研究可知，压力对记忆再巩固过程具有复杂的影响，其作用因压力任务的性质、压力源的类型、唤起状态以及压力发生的时间点等诸多因素而异，因此在前人研究中常见看似矛盾甚至相反的结论（Akirav et al.，2013）。这提示我们，压力对记忆再巩固的作用方向不能一概而论，需要结合具体的实验设计加以分析。

　　2. 压力对于记忆提取的影响

　　此处的记忆提取是指已巩固的记忆的重新激活，在记忆提取阶段，如果施加压力，可能会对记忆激活产生影响。有观点认为，压力任务或者糖皮质激素作用在增强了记忆的巩固的同时妨碍了延迟的记忆提取。研究者以健康成年人为对象研究了社会压力测试后被试对情绪材料和中性材料进行提取的效果，结果发现压力任务显著降低了记忆提取（自由回忆）的成绩，而这种效应只体现在情绪材料中，这表明社会心理压力显著妨碍了人类被试的记忆提取，尤其是对于有情绪唤起性的记忆材料（Kuhlmann et al.，2005）。

　　而在另一项人类研究中，研究者让 3 组被试观看一个描述严重交通事故现场的创伤性影片，形成恐惧记忆。2 d 后，其中一组进行压力任务——社会评价冰水压力测试（social evaluate cold pressor test，SECPT），随后进行记忆提取；对第二组被试仅进行记忆提取；第三组被试仅施加压力测试而不提取。两天之后，对所有被试进行线索性记忆测试和闯入记忆问卷测试。结果发现，提取后施加压力组具有最多的闯入记忆，这说明压力仅对随后进行提取的记忆具有增强闯入记忆的作用（Jessica et al., 2015）。

由此可见，压力对于已巩固记忆的提取的研究同样具有矛盾性的结果，这使得以压力为对象的研究显得更加复杂和难以推论。

9.1.3 压力对记忆的动力性作用的研究进展

1. 压力实施的时间点

压力施加的时间点，对于预测压力对记忆巩固或再巩固的影响尤为关键。急性压力（acute stress）在记忆提取之前施加，被证明可以破坏条件性恐惧记忆的再巩固，达到抑制恐惧复发的效果，而不需要另外进行消退训练。这一结果说明压力对于恐惧记忆再巩固起到一种广泛的抑制性效果，与普萘洛尔等药物干预产生的效果类似（Meir Drexler et al., 2017）。

然而，如果压力在记忆提取之后施加，则会收到相反的效果。对人类条件性恐惧的研究表明，对于一种已经形成的恐惧记忆，24 h 以后进行记忆提取或者不提取，然后再注射可的松（cortisol），在第三天的恐惧复发测试中发现，只有进行了记忆提取的组出现了显著的恐惧记忆重建。这证明压力行为对于记忆的再巩固起到促进作用（Drexler et al., 2015）。

而在恐惧消退训练之后，在恐惧复发测试之前施加压力，被试有更大的恐惧复发。在一项人类被试（健康男性）的研究中，被试先通过差别性厌恶学习来形成恐惧记忆，紧接着直接进行消退训练消退该记忆。一天之后，被试再回到实验室并被施加压力任务，在压力任务之后进行记忆测试，考察前一天的消退记忆存储的程度。结果发现，压力操作组具有最大的恐惧复发（最少的消退记忆提取）。研究者认为这一现象是因为急性压力阻碍了对消退记忆的提取（Raio et al., 2014）。

在临床治疗方面的研究表明，如果在干预治疗（如 CBT 认知训练）前施加压力，则导致干预措施无效。在 CBT 之前不施加压力，则干预治疗的效果明显（Raio et al., 2013）。

在另一记忆类型——陈述性记忆的再巩固研究上，多数研究发现如果在记忆提取之后施加压力（post-reactivation stress），则能够增强陈述性记忆再巩固的效果（陈述性记忆的回忆量增加）（Bos et al., 2014）。由此说明，压力对记忆的动力性作用是与压力施加的时间点密切相关的；其效果也因不同的实验设置与任务操作而异。这也是造成压力与记忆研究方面各种结论错综复杂甚至相互矛盾的重要原因。

2. 压力与预期错误的关系

如前文所述，预期错误的存在是驱使产生新的学习连接的动力因素，只有存在 PE 的情况下记忆才有更新的可能。而压力因素同样对于记忆痕迹的改变具有重要影响，因此如何区别与联系 PE 和压力的关系，对于研究记忆更新的本质也具有积极作用。近年的一项 fMRI 研究探索了位于腹侧纹状体（ventral striatum）的 PE 信号与压力的关系。该研究使用电击产生被试的压力状态，研究其对于纹状体区域 BOLD 信号的影响，并区分出两类 PE：负性 PE（aversive PE）和正性 PE（appetitive PE）。结果发现，与安全情境下的被试相比，处于威胁情境下的被试具有显著更强烈的负性 PE 神经信号，体现在腹侧纹状体的激活上；但类似趋势却并未体现在正性 PE 神经活动上（Robinson et al.，2013）。目前这方面的研究还较少，关于压力是否可以影响预期错误，或者是否可以通过调节预期错误的大小来影响记忆再巩固过程，仍是一个有待探索的问题。

由于 PE 被视为形成刺激－结果连接的关键驱动性因素，因此压力状态导致的 PE 强度的增加可以解释为压力相比于刺激－奖赏连接，更有利于刺激－威胁关联的形成；而这是具有生物进化意义的，这一反应偏向可以让人类在压力环境下回避可能的危险。

3. 压力对于记忆痕迹的动力性影响模型

近年来，Schwabe 等人（2018）在总结了多年来压力影响记忆的研究基础之上，提出了压力对于记忆痕迹改变的动力性影响模型（见图 9-1），较为全面地概括了压力因素对于记忆动力性改变的多渠道影响。

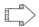

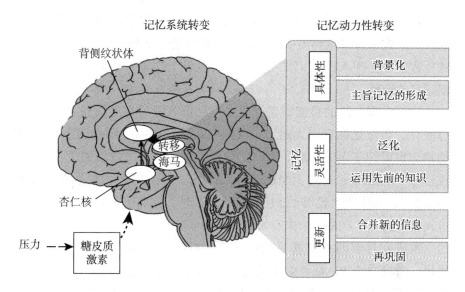

图9-1 压力引起的记忆系统的转移改变了记忆痕迹的动力学模型

该理论指出，记忆动力性地将记忆控制系统从由海马和前额叶皮质所控制的、较为灵活的认知控制，转为基于习惯化的、由背侧纹状体所控制的较为僵化的认知控制。这一记忆控制功能的改变就导致了压力出现之后记忆痕迹本质上的变化，具体来说表现为压力因素使得背景细节更难以纳入记忆痕迹中去，并妨碍新信息向已有知识结构的整合，破坏了向过去经验的灵活泛化的能力，并且损害了使用新信息去修改已有不适应记忆的能力（Quaedflieg et al.，2018）。因此，尽管压力对记忆，包括恐惧记忆、陈述性记忆等的编码、巩固、再巩固、提取等过程的影响因素众多，但利用该模型可以较为清晰地看到其动力性特征，对与此相关的一系列研究具有整体启发意义。

9.1.4 问题提出

综上所述，从提取消退范式应用于临床治疗的角度来看，当前研究应进一步探索在高强度恐惧记忆条件下如何恢复记忆的敏感性，打破这一边界条件，有效引导记忆进入再巩固的手段。而从临床情绪障碍相关记忆的特征上看，除了高强度以外，与之伴随的高度压力也是值得关注的方面，压力显然使得记忆痕迹发生了一系列本质的变化。由于习得时的高压记忆在提取时由线索引发必然是高压的，高压力记忆的作用至少是通过提取时部分线索引发的高压状态实现的，因此可以通过在记忆提取阶段实施压力来达到类似的效果。有必要把强度和压力两者结合起来，这样才能在更深入探究记忆更新本质的基础上探索可能的改写高强度恐惧记忆的途径。

记忆提取阶段的预期错误是引发记忆再巩固的必要条件，但不是充分条件。当记忆强度很大时，一次的 CS 呈现产生的预期错误即单个预期错误很可能是无效提取。如前文分析，压力状态可以增加负性预期错误信号（Robinson et al., 2013），那么对于高强度恐惧记忆的提取而言，当单个 PE 不能产生足够的 PE 来驱动学习时，施加压力是否有助于记忆进入再巩固呢？这是一个未有实验证明的假想。

本研究具有两个实验目的：首先，对比一般强度恐惧和较高强度恐惧，考察单个 PE 是否能成功开启不同强度尤其是高强度恐惧的再巩固时间窗；其次，对提取阶段的压力对于再巩固可能发挥的作用进行进一步研究。在记忆提取之后施加压力，探究压力对于记忆的去巩固（destabilization）是否有作用。对于后者我们的假设如下：如果压力对于记忆去巩固没有效果、仍然不能打开再巩固时间窗，并且根据前人的研究，压力会妨碍消退记忆的提取，那么在测试阶段会表现出更大程度的恐惧复发；而如果压力对记忆去巩固有促进效果，则该组可以抑制恐惧的自发恢复。

因此，本研究针对不同强度的恐惧记忆，研究在提取之后施加压力对提取消退的作用如何。我们做出了这样的假设：对于一般强度恐惧，使用单个 PE 可以引发记忆再巩固；对于高强度恐惧，单个 PE 不能引发再巩固，会出现恐惧复发；对于高强度恐惧，提取后实施压力，如果压力对于记忆去巩固没有作用的话，将不能打开记忆再巩固，并会妨碍消退学习的提取，因此具有最大的恐惧复发。

9.2　研究方法

9.2.1　被试

从华南师范大学招募 18 ～ 25 岁的健康被试者，选取标准如下：

排除医学和精神病问题以及可能会影响下丘脑－垂体－肾上腺（hypothalamic-pituitary-adrenal，HPA）轴的药物使用情况，贝克抑郁问卷（Beck depression inventory，BDI）测试得分 <19 分。本实验通过了华南师范大学心理学院人类研究伦理审查委员会的伦理审查（批准编号：182）。被试在实验前均签署了书面的知情同意书，对于完成全部 3 d 实验的被试者给予被试费。将被试者随机分配在以下 3 种实验条件下：① G_1，习得阶段 US 在变动的、不可预期的时间点出现，提取阶段使用一个 PE 进行提取后不进行应激任务条件，即"不可预期 US_无应激组"。② G_2，习得阶段 US 在变动的、不可预期的时间点出现，提取阶段使用一个 PE 提取后施加应激条件，即"不可预期 US_应激组"。③ G_3，习得阶段 US 在固定的、可预期的时间点出现，使用一个 PE 提取后不进行应激任务条件，即"可预期 US_无应激组"。

总共 77 名被试者参与实验，使用皮肤电（skin conductance response，SCR）和恐惧增强惊跳反应（fear-potentiated startle response，FPS）作为恐惧测量指标，分两阶段收集被试。前期收集 SCR 数据 50 人，全部参与数据分析。两期共收集 FPS 数据 76 人，剔除无效数据（仪器脱落等原因）和恐惧未习得的被试 18 人，FPS 有效数据共 59 人（包括前期 42 人，后期 17 人）。恐惧未习得的筛选标准为第一天习得后半段 FPS 的 Z 分数为负值的被试者。

对于全部参与数据分析的被试者共计 67 人（SCR 或 FPS 有效）进行特质焦虑（state-ttrait anxiety inventory，STAI-T）和 BDI 的组间比较，发现 3 组被试者在 STAI-T 和 BDI 上的得分差异均不显著（STAI-T：$F_{(2,64)}$ = 1.35，p = 0.266；BDI：$F_{(2, 64)}$ = 0.43，p = 0.655）。两个测量指标上的有效被试情况和量表得分如表 9-1 所示。

表9-1　实验分组和样本量

变量	组别			p
	G_1	G_2	G_3	
提取阶段	单个 PE	单个 PE+SECPT	单个 PE	
N（SCR）	16	19	15	
N（FPS）	15	21	23	
年龄	20.88 ± 1.54	20.04 ± 1.80	21.44 ± 2.58	0.069

续 表

变量	组别			p
	G_1	G_2	G_3	
STAI-T	37.35 ± 10.88	41.83 ± 7.10	39.78 ± 7.92	0.266
BDI	6.94 ± 4.53	8.44 ± 5.96	7.26 ± 5.83	0.655

注：G_1：不可预期 US_ 无应激组；G_2：不可预期 US_ 应激组；G_3：可预期 US_ 无应激组；SECPT：social evaluate cold pressor test，社会评价的冷水应激测试任务；PE：prediction error，预期错误。

9.2.2 实验材料

本实验使用单线索刺激作为实验材料，使用两个不同形状和颜色的立体几何图形分别作为条件刺激 CS_1 和 CS_2，其中一种刺激呈现后会伴随 US，作为 CS+；另一种条件刺激呈现后不会伴随 US，作为 CS-。US 为 50 个脉冲 /s、持续 200 ms 的直流电电刺激，由一台恒压电刺激仪进行控制，电刺激仪型号 DS2A-Mk.II（Hertfordshire，UK）。电刺激强度为在实验之前被该名被试评定为"极端不舒服，但不疼痛"的强度。该温和电击通过连接到右手手腕上的电极传送给被试者，在皮肤和电极之间使用导电凝胶。为避免实验材料对被试者间造成的影响，作为 CS+ 的刺激类型在被试者内部进行平衡。

9.2.3 测量指标

1. 皮肤电

使用 NEXUS-10（BioTrace Medical，San Carlos，CA，USA）生物反馈仪进行 SCR 采集，采样率 120 Hz。生物反馈仪的两个电极分连接到左手的食指和中指上，在手指的第一和第二趾骨之间。使用 BioTrace+ 软件对 SCR 波形进行离线分析，对 CS 和 US 反应的 SCR 幅度分别对应被试对条件刺激和非条件刺激的恐惧反应。

对于 SCR 的数据处理，则参考 Kindt 团队的处理方法，使用 CS 呈现后 5 s 中 SCR 的最大值（不可预期 US 条件下为 CS 后 3 s 最大值）减去 CS 呈现前 1 s 中 SCR 的平均值进行衡量，再通过开方转化为标准分。该方法为公认的皮肤电数据处理方法之一，在多项人类实验中进行运用，被证明可以有效衡量恐惧反应（Sevenster et al.，2013；Soeter et al.，2011）。

2.恐惧增强惊跳反应

眨眼反射被认为会在厌恶的恐惧条件下得到增强，从而衡量条件性恐惧的大小，其强度可以通过右眼轮匝肌对于强噪声的眨眼惊跳反应的肌电（electromyography，EMG）进行测量（Davis，2006）。在每个 CS 呈现时间内（CS 呈现后 4 300 ms）出现一个高分贝的声音刺激（104 dB，40 ms 爆破音）作为探测刺激记录惊跳值，在 CSs 呈现的间隔时间即 ITI 内出现相同的声音刺激，作为白噪声（noise alone，NA）。将两个 7 mm 的银 / 氯化银电极片涂上导电膏之后分别置于被试的下眼睑皮肤上距离瞳孔中央 1 cm 处和外眼角下方 1 cm 处，另有一个接地的参考电极置于同侧耳后（Blumenthal et al.，2005）。听觉刺激通过一个头戴式耳机传送，眨眼引起的 EMG 使用国产 Xeye Human Startle Reflex 人类震惊反射系统进行记录，采样率 1 000 Hz，低通 500 Hz，高通 10 Hz，使用滤波后的信号进行数据分析。

对于 FPS 的数据处理，参考 Kindt 团队的处理方法，取探测刺激呈现后 50 ～ 300 ms 窗口内的峰值（Kindt et al.，2013；Soeter et al.，2011）作为度量。对于测量的基线值大于 10 μV 的波形考虑存在惊跳反射前明显眨眼动作或电极接触不良，肌电信号噪声过大，则设置该试次为缺失值。得到的 FPS 原始数据以单个被试的天数为单位转化为 Z 分数进行统计分析。

3.血压、心率变异性（heart rate variability，HRV）

血压使用电子血压计（OMRON 7320）对被试者的左上臂进行测量，记录测量时间点的收缩压和舒张压。心率使用 BioTrace 连接在被试者手指上的传感器进行实时记录。

心率变异性是连续心跳间期的变化，在健康成年人中，短期 HRV 分析可以作为度量急性心理应激的有效指标，衡量被试的应激水平（Castaldo et al.，2015）。在应激相关实验中，虽然皮质醇（glucocorticoids）水平被视为应激测量的"金标准"而得到广泛采用，但是近年来已有证据显示 HRV 也是一个有效衡量应激水平的指征，并在多个领域中得到应用（Brugnera et al.，2017；Schubert et al.，2009；Wagner et al.，2015）。因此，本实验使用 HRV 作为应激测量的主要生理指标。主要采用 HRV 分析体系中的频率域分析，频率域方法是将 RR

间期编译的波纹按照频率进行分类分析的方法，主要参数有高频成分（HF）、低频成分（LF）以及高低频之比（LF/HF）等。本实验 HRV 数据的处理方法为在测量被试血压时的 4 个点进行标记，截取从标记前 30 s 到标记后 30 s 的 1 min 数据作为分析区间。

9.2.4 实验流程

实验分 3 天进行，要求被试在 3 d 同一时间来实验室参加实验。使用单盲控制，第一天时告知被试者这是一个综合的实验项目，其中包含几个不相关的任务，包括温和电击测试 / 冰水应激挑战以及问卷测验等，为避免相互干扰，分开在不同的日期中。实验开始前，先对被试者进行个体化电击强度评定，即通过一个 0 ~ 9 min 的评定任务，选择一个让该被试者感到"极端不舒服但不疼痛"的电击强度用于后续实验。主观测量部分使用正性负性情绪量表（positive affect and negative affect scale，PANAS）测量被试者当下的情绪感受，并使用主观感受（subjective feeling，SF）问卷测试了被试者对压力的主观感受。总的实验程序示意图如图 9-2 所示。

第一天	第二天		第三天
恐惧习得	提取–消退		再消退
6CS + 6CS −	G₂: CS + (US)	G₁、G₃: CS + (US)	8CS +、9CS − 1 min ↓
	3 min SECPT 7 min ↓	3 min 温水 7 min ↓	4US 5 min ↓
	恐惧消退 10CS + 11CS −	恐惧消退 10CS + 11CS −	最终消退 8CS +、9CS −

（a）实验流程图

图 9-2　实验程序示意图

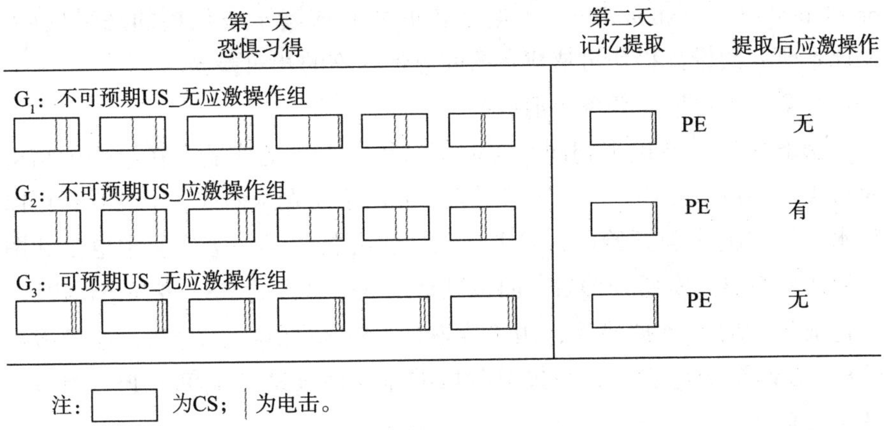

	第一天 恐惧习得	第二天 记忆提取	提取后应激操作

G_1：不可预期US_无应激操作组

PE 无

G_2：不可预期US_应激操作组

PE 有

G_3：可预期US_无应激操作组

PE 无

注：▭ 为CS；▏为电击。

（b）习得阶段恐惧强度操作及提取阶段示意图

图9-2 实验程序示意图（续）

注：对恐惧强度的操纵为第一天使用CS呈现后半段不可预期时间点出现的两次电击（US），形成CS-不可预知的US联合，预期产生较高强度恐惧记忆（G_1、G_2）；使用在CS呈现时间的最后固定时间点（分别出现在第4 800 ms和第5 800 ms）出现的两个US，形成CS-可预知的US联合，预期产生较低强度的恐惧记忆（G_3）；对预期错误（PE）的操作为第二天对于所有组使用最后一个US（第5 800 ms）进行提取，在所有组造成电击次数上的预期错误，即原本被试在习得阶段都是进行两次电击，形成了对于每个CS都跟随两次US的预期，但在提取阶段CS呈现时，只跟随一次US，因此会形成单个预期错误（single PE）。

1. 第一天条件性恐惧习得

在恐惧习得阶段，使用经典条件性作用范式建立恐惧联结，在CS+呈现后以100%的比例伴随电击，在CS-呈现后不伴随电击。习得结束之后询问被试者两类CS与电击的关系。关于记忆强度操作，参考前人的研究范式，使用可预期的（predictable）的电击出现时刻建立CS-可预期US联合以形成较弱恐惧，使用不可预期的（unpredictable）电击出现时刻建立CS-不可预期US联合以形成较强恐惧记忆（Amadi et al.，2017）。每个CS呈现6 000 ms，为避免电击对于SCR信号的干扰，在CS+呈现的后半段即后3 000 ms内出现US，每个CS+呈现过程中出现两次US。试次间的时间间隔（inter-trial interval，ITI）在15～17 s内随机变化。根据Amadi等人（2017）的研究，CS-不可预期US联合（CS-unpredictable US association）可以比CS-可预期US联合（CSpredictable US association）产生显著更高的依赖于杏仁核的恐惧反应，据此本研究假设此操作可造成各组间恐惧强度的相对差异。

2. 第二天提取（任务）消退

24 h 之后，被试来到同一实验室进行第二天的实验。在第一天结束时口头提醒被试在第二天参加实验前 2 h 内不要吃东西或者喝饮料，可以喝水。第二天实验开始前，要求被试回忆并报告第一天实验中电击和图片的匹配规律。实验开始后，向被试呈现一个试次的 CS+ 进行记忆提取，为造成提取时的预期错误，用于提取的 CS+ 仅伴随一个 US，通过习得阶段 CS 匹配的电击个数与提取阶段的差异使被试产生单个 PE（图 9-2（b）及标注）。

对于 "G_2：不可预期 US_ 应激组"，在记忆提取完成后主试立刻进入房间，开始对被试进行社会评价冰水压力测试（social evaluate cold pressor test，SECPT），持续 3 min。完成 SECPT 后休息 7 min，进行恐惧消退训练，消退由一个包含 10 个 CS+ 和 11 个 CS- 的消退序列进行（见图 9-2）。

SECPT 是一种成熟的施加外源性应激的方法（Schwabe et al.，2018；Schwabe et al.，2010），该测试被证明比常规的冰水压力测试（cold pressor test，CPT）有更好的效果。SECPT 的操作步骤如下：

（1）让被试将手腕部及以下浸入冰水（0 ~ 4 ℃）里 3 min；

（2）被试在无法忍受时可以将手拿出，但尽量坚持得越久越好，到了 3 min 就让被试拿出（Bos et al.，2014）；

（3）在浸入冰水的同时用录像机对被试进行录像并由主试在旁边监视。

对于 "G_1：不可预期 US_ 无应激组" 和 "G_3：可预期 US_ 无应激组"，在记忆提取后让被试进行 3 min 的温水任务，被试将手浸入 35 ~ 37 ℃的水中，并且不会被监视或者录像（Schwabe et al.，2010）。完成后休息 7 min，进行恐惧消退训练。

应激测量的生理指标使用心率变异性和血压，在 4 个时间点进行测量：任务前（pre）、任务当中（mid）、任务之后立刻（post）、实验结束之后（end）。应激的主观指标使用主观感受评定，在 SECPT 或者温水任务后，请被试回答以下问题："你在多大程度上感到有压力？""你在多大程度上感到痛苦？""你在多大程度上感到不愉快？"要求被试使用

0～9 的 10 点量表对此时此刻的感受进行评定：0 表示一点也不，9 表示极端的（Bos et al.，2014）。

第一天、第二天各生理指标和问卷的测试时间点如图 9-3 所示。

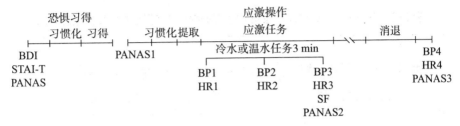

图 9-3 第一天、第二天各生理指标与问卷测量的时间点

注：BDI：贝克抑郁量表；STAI-T：特质焦虑问卷；PANAS：正性负性情绪量表；BP：血压；HR：心率；SF：主观感受；各名称之后的数字代表测试的时间序号。

3. 第三天恐惧恢复测试

24 h 后，对被试在同一环境中进行恐惧恢复测试。和前两天的实验流程一样，连接好电击仪、生物反馈仪和震惊反射仪并佩戴耳机，电击仪开关保持在打开状态。首先使用一个包含 8 个 CS+、9 个 CS- 的消退序列进行恐惧自发恢复测试和再消退。完成后休息 1 min，在无预警的情况下给予被试 4 次连续的电击，电击强度和习得相同。随后休息 5 min。休息结束后使用与上述相同的消退序列进行恐惧重建测试和最终消退（见图 9-2（a））。

9.3 结果与分析

9.3.1 应激操作效果分析

1. 应激的生理指标：HRV 和血压

血压、心率和主观测试的结果分析均使用全部参与数据分析的被试（SCR 或 FPS 有效）为分析样本。在 HRV 上，剔除极端数据后（正负 3 个标准差之外），得到 3 组在频率域参数上的值（见表 9-2），发现在应激任务的过程中 G_2 组的 LF 成分高于 G_1 和 G_3 条件（见图 9-4），方差分析未达统计性显著，$F_{(2,42)} = 2.29$，$p = 0.11$；但两组比较（LSD）上

G_2 高于 G_3 ($p = 0.04 < 0.05$)。一般认为,LF 主要与交感神经活动有关,在应激状态下 LF 会有明显升高。本结果说明 SECPT 引发了该组被试较高的急性应激水平。

表9-2　各组在社会评价冰水应激/温水任务中心率变异性频率域参数值对比

实验分组	G_1 不可预期 US_ 无应激 $n = 15$	G_2 不可预期 US_ 应激 $n = 20$	G_3 可预期 US_ 无应激 $n = 22$	F	p
LF					
前(pre)	71.70 ± 40.66	128.85 ± 108.95	120.87 ± 126.45	1.46	0.24
中(mid)	106.56 ± 145.84	227.76 ± 313.37	84.53 ± 82.59	2.29	0.11
后(post)	125.57 ± 109.65	130.52 ± 168.65	149.50 ± 181.47	0.12	0.89
HF					
前(pre)	44.83 ± 38.65	96.02 ± 86.74	68.66 ± 65.67	2.43	0.10
中(mid)	73.57 ± 78.74	102.51 ± 100.09	74.11 ± 55.91	0.51	0.61
后(post)	55.46 ± 28.64	63.04 ± 40.96	88.76 ± 64.18	0.12	0.89

注:前(pre)——浸水操作前;中(mid)——浸水过程中(1.5 min);后(post)——浸水结束后立即;LF——低频成分;HF——高频成分;$M \pm SD$;$**p < 0.01$。

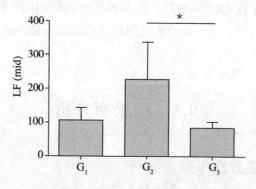

图 9-4　SECPT 任务过程中各组在心率变异性低频成分上的分值比较

血压方面,在 SECPT 任务进行中 3 个组在收缩压(Systolic BP)和舒张压(Diastolic BP)上均存在显著差异。在 Systolic BP(mid)上 3 组差异显著,$F_{(2,63)} = 21.72$,$p < 0.001$,$\eta^2 = 0.41$。多重比较发现 G_2 的 Systolic BP(mid)显著高于 G_1($T = 5.49$,$p < 0.001$,$d = 1.62$,95% CI [14.06,35.94])和 G_3($T = 5.81$,$p < 0.001$,$d = 1.86$,95% CI

[13.54, 32.61]）。在 Diastolic BP（mid）上 3 组差异显著（$F_{(2,63)}$ = 40.50, $p < 0.001$, $\eta^2 = 0.56$），G_2 的 Diastolic BP（mid）显著高于 G_1（$T = 7.67$, $p < 0.001$, $d = 2.76$, 95% CI [16.13, 30.83]）和 G_3（$T = 7.76$, $p < 0.001$, $d = 2.09$, 95% CI [14.31, 27.11]）。

为考察时间进程上应激的变化，对各个组进行不同时间点之间的配对样本 T 检验，发现只有 G_2 从任务前到任务过程中出现收缩压和舒张压的显著升高 [Systolic BP$_{(pre)-(mid)}$ $T_{(22)}$ = -9.40, $p < 0.001$, $d = -1.96$, 95% CI [-26.75, -17.08]；Systolic BP$_{(pre)-(post)}$ $T_{(22)}$ = -2.73, $p = 0.012 < 0.05$, $d = -0.57$, 95% CI [0.95, 6.96]；Diastolic BP$_{(pre)-(mid)}$ $T_{(22)}$ = -12.14, $p < 0.001$, $d = -2.53$, 95% CI [-30.75, -21.77]；Diastolic BP$_{(pre)-(end)}$ $T_{(22)}$ = -2.00, $p = 0.058$, $d = -0.42$, 95% CI [-6.383, 0.122]]。

由于血压的升高与应激状态密切相关，可以作为应激引发的参考指标；结合 HRV 的结果，可以说明 SECPT 有效引发了 G_2 条件下的急性应激状态。

2. 应激的主观指标

在对应激的主观感受上，衡量被试感觉到"压力""疼痛"和"不愉快"的程度。结果表明，3 组在"压力"（$F_{(2,63)}$ = 3.42, $p = 0.04 < 0.05$, $\eta^2 = 0.10$）、"疼痛"（$F_{(2,63)}$ = 15.14, $p < 0.001$, $\eta^2 = 0.33$）和"不愉快"（$F_{(2,63)}$ = 8.15, $p < 0.001$, $\eta^2 = 0.21$）上均差异显著。多重比较结果表明，在"压力"上，G_2 显著高于 G_3（$T = 2.41$, $p = 0.048 < 0.05$, $d = 0.67$）；在"疼痛"上，G_2 显著高于 G_1（$T = 4.48$, $p < 0.001$, $d = 1.40$）和 G_3（$T = 4.94$, $p < 0.001$, $d = 1.36$）；在"不愉快"上，G_2 显著高于 G_1（$T = 2.82$, $p = 0.017 < 0.05$, $d = 0.82$）和 G_3（$T = 3.88$, $p < 0.001$, $d = 1.08$）。G_1 和 G_3 条件间差异不显著。结果说明被试在 SECPT 下应激主观感受明显大于未进行 SECPT 的被试。

9.3.2 皮肤电（SCR）指标结果分析

1. 皮肤电指标上各阶段总体情况

3 组被试在恐惧习得、提取及恐惧消退、再消退（自发恢复测试）和最终消退（重建测试）阶段各试次上的 SCR 情况如图 9-5 所示。

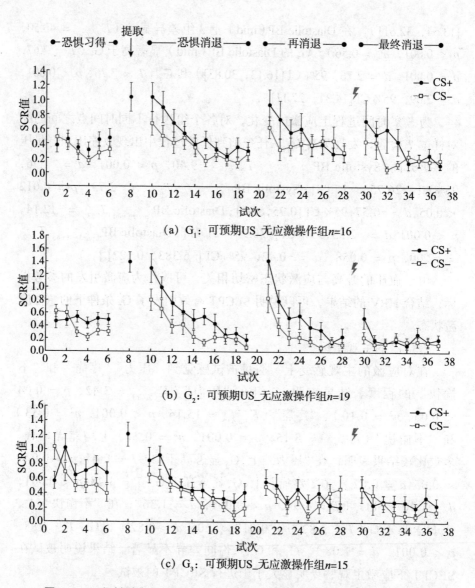

图 9-5 三组被试在恐惧记忆习得、提取、消退和测试阶段的皮肤电反应

注：横坐标代表试次：1～6 为第一天习得阶段，8 为第二天提取试次，10～19 为第二天消退阶段，21～28 为第三天自发恢复测试与消退阶段，30～37 为第三天重建测试与消退阶段；误差线表示标准误，闪电符号代表电击；图 9-7 同。

2. 条件性恐惧的习得

对习得全程进行 2（刺激类型）×2（时间阶段：前半段，后半段）×

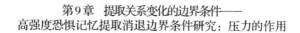

3（组别）的多因素重复测量方差分析，结果表明，刺激类型的主效应显著，$F_{(1,47)} = 12.81$，$p = 0.001 < 0.01$，$\eta^2 = 0.21$；试次的主效应显著，$F_{(1,47)} = 13$，$p = 0.001 < 0.01$，$\eta^2 = 0.21$；刺激类型与试次之间交互作用显著，$F_{(1,47)} = 23.19$，$p < 0.001$，$\eta^2 = 0.33$。对习得后半部分 CS+ 和 CS- 试次的配对 T 检验表明，对 CS+ 的 SCR 显著高于对 CS- 的 SCR，$T_{(49)} = 5.06$，$p < 0.001$，$d = 0.72$。结果说明 3 组被试都成功习得了恐惧反应。

为衡量习得程序造成的恐惧强度差异，对比各组从第一天习得最后一个 CS+ 试次到第二天消退第一个 CS+ 试次的皮肤电升高情况。对 SCR 升高量进行单因素方差分析，结果显示组别主效应未达到显著，$F_{(2,47)} = 2.43$，$p = 0.099 > 0.05$；但两组比较发现，G_2 条件的恐惧升高量显著大于 G_3 条件，$p = 0.033 < 0.05$，95% CI [0.06, 1.32]。由于样本量有限，方差分析的结果未达到显著水平，但是具有较明显趋势。对于 G_1 和 G_3 组而言，尽管未达到统计显著，但由于控制了习得阶段的其他变量，因此后续实验中在恐惧消除上表现出的差异，仍可以认为是恐惧强度的操作所导致的。

3. 条件性恐惧的消退

对消退全程进行 2（刺激类型）×2（时间阶段：前半段，后半段）×3（组别）的多因素重复测量方差分析，结果表明，刺激类型的主效应显著，$F_{(1,47)} = 31.97$，$p < 0.001$，$\eta^2 = 0.40$；试次的主效应显著，$F_{(1,47)} = 47.34$，$p < 0.001$，$\eta^2 = 0.50$；刺激类型与试次之间交互作用显著，$F_{(1,47)} = 5.25$，$p = 0.026 < 0.05$，$\eta^2 = 0.09$。对消退后半部分 CS+ 和 CS- 试次的配对 T 检验表明，对 CS+ 的 SCR 与对 CS- 的 SCR 差异不显著，$T_{(49)} = 1.83$，$p > 0.05$，$d = 0.26$。结果说明 3 组被试都成功消退了恐惧反应。

4. 恐惧恢复测试：自发恢复和重建

自发恢复测试上，对从消退最后一个试次到自发恢复第一个试次，进行 2（刺激类型）×2（试次）×3（组别）的重复测量方差分析，发现刺激类型主效应显著，$F_{(1,47)} = 14.00$，$p < 0.001$，$\eta^2 = 0.22$；试次主效应显著，$F_{(1,47)} = 29.11$，$p < 0.001$，$\eta^2 = 0.34$；试次与组别之间交互作用显著，$F_{(2,47)} = 4.47$，$p = 0.017 < 0.05$，$\eta^2 = 0.11$。

使用自发恢复的第一个 CS+ 试次的 SCR 减去消退的最后一个 CS+

试次的 SCR，作为恐惧自发恢复量的指标。单因素方差分析的结果显示，组间差异显著，$F_{(2,47)} = 5.14, p = 0.01 < 0.05, \eta^2 = 0.18$；多重比较发现，$G_2$ 显著高于 G_3，$T = 3.17, p = 0.007 < 0.01, d = 1.03$。上述结果说明，3 组有不同程度的恐惧自发恢复，其中 G_2 有显著更高的自发恢复。

对上述两个关键试次在各组组内进行配对样本 T 检验，结果显示 G_1 条件下 CS+ 的 SCR 在这两个试次上有显著升高，$T_{(15)} = -3.06, p = 0.008 < 0.01, d = -0.77$；$G_2$ 条件有显著升高，$t_{(18)} = -4.64, p < 0.001, d = -1.07$；$G_3$ 条件无显著差异，$T_{(14)} = -0.81, p > 0.05, d = -0.21$。这些结果提示，$G_1$ 和 G_2 条件下均出现恐惧自发恢复，G_3 则没有明显的自发恢复。SCR 指标上 3 组被试自发恢复量的对比如图 9-6（a）左所示。

重建测试上，对从自发恢复最后一个试次到重建第一个试次，进行刺激类型 2（刺激类型）×2（试次）×3（组别）的重复测量方差分析，发现试次主效应显著，$F_{(1, 47)} = 9.14, p = 0.004 < 0.01, \eta^2 = 0.16$；其余主效应与交互作用均不显著。结果说明，3 种条件具有相似的恐惧建水平。各组的恐惧重建量的对比如图 9-6（a）右所示。

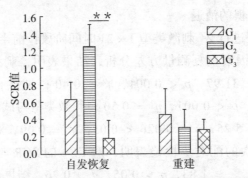

（a）以皮肤电（SCR）为测量指标的恐惧恢复对比

图 9-6　各组在恐惧自发恢复量和重建量上的对比

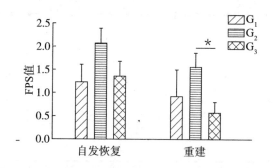

（b）以惊跳反应（FPS）为测量指标的恐惧恢复对比

图9-6　各组在恐惧自发恢复量和重建量上的对比（续）

注：恐惧自发恢复量＝再消退的第一个CS+试次的恐惧反应－消退训练最后一个CS+的恐惧反应；恐惧重建量＝最终消退的第一个CS+试次的恐惧反应－再消退最后一个CS+的恐惧反应；*p < 0.05，**p < 0.01。

9.3.3　恐惧惊跳反应（FPS）指标结果分析

1.恐惧惊跳反应指标上各阶段总体情况

3组被试在恐惧习得、提取及恐惧消退、再消退（自发恢复测试）和最终消退（重建测试）阶段各试次上的FPS情况如图9-7所示。

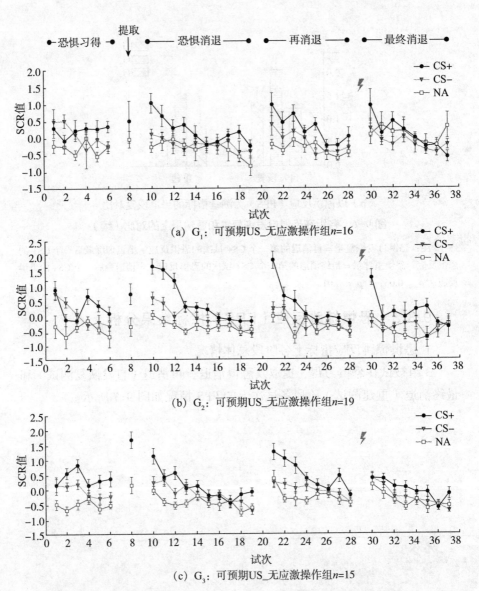

(a) G_1：可预期US_无应激操作组n=16

(b) G_2：可预期US_无应激操作组n=19

(c) G_3：可预期US_无应激操作组n=15

图9-7　3组被试在恐惧记忆习得、提取、消退和测试阶段的惊跳反应

2. 条件性恐惧的习得

对于 FPS 指标，对习得全程进行 2（刺激类型）×2（时间阶段：前半段，后半段）×3（组别）的多因素重复测量方差分析，发现刺激类型的主效应显著，$F_{(1,56)} = 7.57$，$p = 0.008 < 0.01$，$\eta^2 = 0.12$；试次的主效应显著，$F_{(1,56)} = 9.87$，$p = 0.003 < 0.01$，$\eta^2 = 0.15$；刺激类型与

试次之间交互作用显著，$F_{(1,56)} = 12.95$，$p = 0.001 < 0.01$，$\eta^2 = 0.18$。对习得后半部分 CS+ 和 CS- 试次的配对 T 检验表明，对 CS+ 的 FPS 显著高于对 CS- 的 FPS，$T = 4.05$，$p < 0.001$，$d = 0.53$。结果说明 3 组被试都成功习得了恐惧反应。

3. 条件性恐惧的消退

对消退全程进行 2（刺激类型）×2（时间阶段：前半段，后半段）×3（组别）的多因素重复测量方差分析表明，刺激类型的主效应显著，$F_{(1,56)} = 48.07$，$p < 0.001$，$\eta^2 = 0.45$；试次的主效应显著，$F_{(1,56)} = 56.57$，$p < 0.001$，$\eta^2 = 0.48$；刺激类型与试次之间交互作用显著，$F_{(1,56)} = 16.76$，$p < 0.001$，$\eta^2 = 0.23$。对各组消退后半部分 CS+ 和 CS- 试次的配对 T 检验表明，各组被试对 CS+ 与 CS- 的 FPS 差异均不显著（$G_1: T_{(14)} = 2.12$，$p > 0.05$，$d = 0.55$；$G_2: T_{(20)} = 2.08$，$p > 0.05$，$d = 0.45$；$G_3: T_{(22)} = 1.59$，$p > 0.05$，$d = 0.33$）。结果说明 3 组被试均消退了恐惧反应。

4. 恐惧恢复测试：自发恢复和重建

自发恢复测试上，对从消退最后一个试次到自发恢复第一个试次进行 2（刺激类型）×2（试次）×3（组别）的重复测量方差分析。结果显示，刺激类型主效应显著，$F_{(1,56)} = 26.628$，$p < 0.001$，$\eta^2 = 0.31$；试次主效应显著，$F_{(1,56)} = 88.26$，$p < 0.001$，$\eta^2 = 0.60$；刺激类型与试次之间交互作用显著，$F_{(1,56)} = 8.05$，$p = 0.006 < 0.01$，$\eta^2 = 0.12$；其余主效应与交互作用均不显著。结果说明，FPS 指标上 3 组在恐惧自发恢复上没有显著差异。从平均数上看，3 种条件下均有一定程度的恐惧恢复，且 G_2 条件下的复发量最高，但差异未达到统计显著（见图 9-6（b）左）。

在重建测试上，对从自发恢复最后一个试次到重建第一个试次，进行 2（刺激类型）×2（试次）×3（组别）的重复测量方差分析。结果显示，三者交互效应边缘显著，$F_{(2,56)} = 2.88$，$p = 0.06$；刺激类型主效应显著，$F_{(1,56)} = 17.51$，$p < 0.001$，$\eta^2 = 0.22$；试次主效应显著，$F_{(1,56)} = 26.17$，$p < 0.001$，$\eta^2 = 0.32$；刺激类型与组别之间交互作用显著，$F_{(2,56)} = 3.90$，$p = 0.026 < 0.05$，$\eta^2 = 0.10$；其余效应不显著。结果说明 FPS 指标上 3 组在恐惧重建程度上存在差异。

对各组的重建量（重建的第一个 CS+ 减去自发恢复的最后一个

CS+）进行单因素方差分析，得到方差分析结果不显著，$F_{(2,56)} = 2.10$，$p > 0.05$；但两组比较中（LSD）G_2 的重建量高于 G_3，$p = 0.047 <$ 0.05，95% CI [0.02，1.96]。结合方差分析的结果，可以认为 G_2 具有更强的恐惧重建效应（见图 9-6（b）右）。

9.4 讨论

本研究在人类被试中使用不同的习得程序产生恐惧强度差异，进而在记忆提取之后使用或不使用应激操作，考察预期错误和应激对不同强度恐惧记忆提取消退的影响。结果发现，对于 CS- 可预期 US 联合，使用单个 PE 提取能够引发记忆再巩固，通过提取消退抑制恐惧的自发恢复。而对于不可预期的 US 形成的较强恐惧，使用单个 PE 不能提取恐惧记忆进入再巩固，已消退的恐惧还会复发；在这种情况下，如果施加提取后应激操作，还会进一步增大恐惧恢复。

9.4.1 恐惧强度造成记忆去巩固的边界条件

由于目前尚缺乏实验室建立人类强恐惧的成熟范式，本研究将动物研究范式迁移到人类，结果发现在皮肤电指标上，第二天的恐惧增加量 G_2（不可预期 US 条件）显著高于 G_3（可预期 US 条件）。该结果可以初步说明使用不可预期 US 造成人类被试习得恐惧强度差异的有效性。但由于本实验中 US 变动的范围较小（仅 3 s 区间），在一定程度上限制了造成强度差异的效果，未来的研究可以尝试增大变动区间，并结合其他手段，进一步探索实验室模拟人类较高强度恐惧记忆的有效范式。

SCR 指标上的结果表明，3 个组在恐惧恢复程度上存在显著差异，G_1、G_2 条件下出现了恐惧自发恢复，G_3 条件下没有明显的自发恢复，这表明 G_1、G_2 条件均没有通过提取进入再巩固。这再次验证了前人研究中关于恐惧记忆强度是再巩固的边界条件的结论。较高强度的恐惧更难进行提取和干预，其既对抗消退，又对抗进入不稳定状态，因此对于提取消退操作不敏感。基于近年来该领域的研究进展，目前人们认为记忆再巩固不是一个单一的阶段，而是包含两个相对独立的时间进程：去巩固（destabilization）和再次巩固（restabilization）。其中，去巩固是记忆

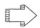

由稳定转换为不稳定、神经元的突触可塑性由无可塑性到具有可塑性的过程。提取消退范式中的提取，即是通过提示线索激发记忆去巩固状态的过程。而一系列已知的边界条件，包括记忆本身条件和提取边界条件，均是对记忆去巩固状态起作用，而并不影响记忆的再次稳定过程。这提示我们，在研究各类行为操作或药物干预的效果时，应分别对其作用的具体阶段进行澄清，以更有针对性地阐明各种潜在因素的作用。

9.4.2　预期错误的作用要考虑恐惧记忆本身特性

预期错误在打开记忆再巩固时间窗中的关键作用，具有跨物种和跨记忆类型的一致性（Sinclair et al.，2019）。在前人研究中，用以引发 PE 的方式呈现出多元化特点，包括仅呈现 CS+ 但不跟随 US（如标准的提取消退）、通过规则学习形成提取预期错误、使用不完整 CS 提取以及时间性的预期错误（temporal error，TD）等（Díaz-Mataix et al.，2013；Sevenster et al.，2013；Sinclair et al.，2018）。本研究中我们使用了 CS 跟随的 US 个数的差异的方式（习得阶段 CS 伴随两个 US，提取阶段仅伴随一个 US）来造成提取阶段的 PE，结果证明同样有效。这说明在此类研究中，可以灵活采用不同的 PE 产生方式形成提取条件。

更重要的是，本研究进一步证明，预期错误并非引发记忆再巩固的充分条件，而是具有一定的变动性。从 G_1 和 G_3 的对比可以看出，即使在提取阶段产生了 PE，记忆能否去巩固，还取决于记忆本身的特性。G_1 和 G_3 条件的差别仅在于习得程序，G_3 条件下没有出现明显的恐惧自发恢复而 G_1 条件出现，说明习得阶段的强度操作导致了差异。最近的研究表明，再巩固的边界条件并不是一个固定的因素，而是一个变动的变量，需根据记忆本身特性的变化而变化（Zuccolo et al.，2019）。PE 作为提取消退的边界条件之一，也具有变动性，主要体现在以下方面：首先，以往研究已证明，PE 的量是决定记忆能否启动更新的关键因素（陈伟 等，2018；Sevenster et al.，2014b）。如果 PE 过小，个体不能产生知识更新的需求和动力，原有记忆会保持不变；而当 PE 过大，个体会将其理解为新事物，将导致新的学习而并非修改原有刺激 - 反应联结，并与原有的记忆痕迹竞争。这就是传统消退的本质（Milad et al.，2006）。只有当 PE 的量处在适中水平，个体才既能产生更新记忆的驱动力，又不会形成新的记忆联结，而是使用当下出现的新信息去更新原有信号，达到修改原始记忆联结的目的。其次，PE 的需求量可能根据记忆强度的变化而有所不同。本研究发现，单个 PE 可以有效提取可预期 US 条件下的恐惧（G_3），但不能提取不可预期 US 条件下的恐惧记忆（G_1），暗示了单个 PE 相对于较高水平的恐惧记忆的提取而言是不够的。但本研究没有直接证明是否需要增大 PE 以提取高强度记忆，这一点还有待未来研究进行继续探索。总的来看，PE 的变动特征对于临床治疗 PTSD 的程序具有积极的参考意义。

9.4.3 应激在恐惧记忆的形成、消退、再巩固各阶段具有不同作用

大量研究表明，应激在记忆动态过程的不同阶段或时间点上具有迥异的作用。在习得阶段，习得时的应激水平也是造成记忆难以去巩固的边界条件。在提取阶段，如果在记忆提取之后施加应激，那么与不施加应激的组相比，具有更大的恐惧恢复。这与前人的研究结论既有类似又有所不同。Drexler 等人（2015）研究了可的松（cortisol）对于人类恐惧记忆再巩固过程的影响，该研究同样使用 3 天的提取干预范式，发现在第二天的记忆提取之后服用了可的松的被试，第三天具有显著更大的恐惧重建，该效应只限于记忆提取的情况下。这说明应激激素对于恐惧记忆再巩固的作用可能类似于应激对于陈述性记忆再巩固的作用，即增强了记忆再巩固。

本研究与上述实验的差别在于，本研究虽然采用了提取方法，但提取未能打开高强度记忆的再巩固时间窗（G_2 条件），因此结果不能解释为对于恐惧记忆再巩固的增强作用。笔者认为本结果可以说明以下两点：

首先，提取后施加急性应激不能使得原本没有成功提取的恐惧记忆进入再巩固。有研究表明，应激状态会增大人类被试预期错误信号，体现在腹侧纹状体的激活上（Robinson et al., 2013）。而本研究结果说明，这一效应不适合运用在提取失败的情况下，即如果 PE 量过低导致提取无效，则不能通过施加提取后应激来代偿这一过程。

其次，由于本研究的应激操作应用于记忆提取之后，因此其作用范围取决于提取的效果。如果提取成功，则应激作用于记忆再巩固过程；

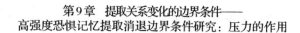
如果提取失败，则仅为消退训练之前增加了应激，因此应激影响的是记忆消退。根据以往研究，记忆消退前施加应激会影响消退记忆的形成，并且妨碍对消退记忆的提取（Raio et al.，2014），因此 G_2 组在第三天记忆测试时出现了最大程度的恐惧返回。

另外，由于 G_2 与 G_3 在实验设置上存在习得程序和提取程序两方面的差异，本研究认为 G_2 在恐惧自发恢复和重建上显著高于 G_3 的结果，是由这两方面的差异共同导致的，即习得造成的强度差异和消退前的急性应激共同作用，造成了对于恐惧记忆的消退困难和容易复发。PTSD 患者的临床治疗相对困难的原因，可能部分是由于在记忆激活的同时诱发了相伴随的应激，从而使得治疗干预之后容易复发。这一结果也说明，在对 PTSD 等高强度恐惧记忆和创伤记忆的临床治疗上，在治疗前应避免额外的应激或外源性应激刺激。

9.4.4 条件性恐惧测量不同指标间及恐惧恢复不同指标间存在差异

本研究使用了 SCR、FPS 两种指标进行恐惧测量，在结果上体现出指标间的不一致，主要体现在以下方面：在重建上，FPS 指标上 G_2 显著高于 G_3，SCR 指标上没有显著差异；在自发恢复上，SCR 指标上 G_2 显著高于 G_3，FPS 指标上差异不显著。笔者认为这与恐惧成分的复杂性有关。恐惧记忆具有多种成分，包括生理唤醒、防御性反射、主观感受、认知评价和情景记忆等（Phelps et al.，2019）。对于不同成分有不同的测量方式，各测量指标之间彼此独立。一般认为，皮肤电和惊跳反应虽是两种有效的恐惧测量指标，但二者在诸多方面存在差异（Hamm et al.，1997）。首先，SCR 被认为是一种更广泛的指标，和恐惧不具有唯一对应关系（Sevenster et al.，2012，2014）。虽然恐惧的行为表现集中体现在由于交感神经系统兴奋引发的皮肤电阻的改变上，但是还有其他效价的情绪和心理过程也可以引发类似的反应，而 FPS 则直接指向恐惧，与杏仁核反应直接相关，具有效价的特异性（Lang et al.，1998）。其次，有研究认为，SCR 更多地反映了认知上的 CS-US 关联（contingency），是一种意识层面的恐惧，与恐惧记忆的陈述性成分密切相关（Lovibond et al.，2002；Weike et al.，2007）；而 FPS 测量的是恐惧的内隐部分或无意识成分，属于皮层下的恐惧，对应恐惧记忆的程序性部分（Davis，2006；Sevenster et al.，2014）。最后，这两种指标对于不同的提取－干预操作的敏感度也不同，一系列药物干预恐惧记忆再巩固的研究发现，使用普萘洛尔破坏人类条件性恐惧再巩固的效果仅体现在 FPS 上，对 SCR 的影响不大，研究者因此强调恐惧是一个多重记忆系统，对其成分的测量彼此独立（Soeter and Kindt，2012）。在以往人类恐惧记忆研究中，同时使用 FPS 和 SCR 为测量指标时，曾多次出现两种指标上的结果不完全一致（Soeter et al.，2010；Soeter et al.，2011；Sevenster et al.，2012；Soeter et al.，2012；Soeter et al.，2012）。另外值得一提的是，有研究者发现，总体上提取消退范式的研究使用 SCR 指标比 FPS 指标更为敏感（Zuccolo et al.，2019）。

基于这些差异，本研究推测本实验中的 3 组被试的恐惧恢复情况（重建、自发恢复）在恐惧记忆的不同成分上有所不同。对于恐惧重建，G_2（不可预期 US_压力操作组）在恐惧的无意识成分上有较大程度的恢复；对于自发恢复，G_2 条件下有更高的意识或认知上的恐惧恢复。这一结果同时也体现出自发恢复和重建具有内在差异性，虽然二者都是恐惧返回的形式，但前者是随时间推移出现的复发，后者是在明显的外界负性刺激下的恐惧返回，两者可能存在本质不同；其他的恐惧恢复形式如再习得（reacquisition）和续新（renewal）也可能涉及不同的机制（Vervliet et al.，2013）。目前较缺乏对不同的恐惧返回类型本质差别的研究，因此未来有必要在不同恐惧返回类型涉及的不同机制，以及各指标更适合测量的恐惧成分上进行进一步的探索。

本研究结果对于临床治疗恐惧症和 PTSD 以及提取消退范式向临床应用转换具有积极启示。未来应进一步探索安全有效的建立高强度记忆的方式，进一步量化 PE 的作用，继续探索包括应激激素在内的多种方式在打开高强度记忆再巩固时间窗中的作用。[①]

———————————
① 本研究经整理后发表于 2021 年《心理学报》第 53 卷第 6 期 587 ~ 602 页。

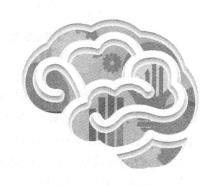

第10章 提取边界条件的脑加工机制——条件性恐惧记忆去巩固的关键因素及其神经机制研究

10.1 研究目的

人类的记忆是对环境的适应性呈现，恐惧记忆具有重要的进化意义。记忆再巩固理论认为，已经稳定下来的记忆可以在个体进行回忆的时候再次返回不稳定状态，再次激活的记忆会变得脆弱，易于整合新的信息。这一过程也需要新的蛋白质合成，被称为记忆再巩固。记忆再巩固为个体提供了第二次机会去重写或更新其非适应记忆，因此该理论对创伤后应激障碍（PTSD）和焦虑症的治疗具有显而易见的意义。近年来，致力于使用再巩固干扰范式以消除非适应性记忆的基础研究已大量出现。

研究证明，可以使用不同类型的干预手段更新负性记忆，包括药物干预和行为干预。普萘洛尔是人类研究或治疗中最常使用的药物。Kindt等人证明，以人类为被试，在记忆被激活后使用普萘洛尔能消除个体对条件刺激（CS）的恐惧反应并预防复发。药物干预范式已被证明不仅在恐惧记忆的更新方面有显著效果，还在成瘾性记忆，如以老鼠为被试的药物成瘾或烟草成瘾记忆的消除或更新方面也具有显著效果。而另一方面，行为干扰范式则是在记忆被重新激活后使用消退训练，即所谓的"提取消退"范式。一系列以电击、厌恶的声音或令人作呕的气味作为非条件刺激（US）的研究证明，提取消退范式能够在动物和人类被试中有效地消除恐惧反应并防止复发（Monfils et al.，2009；Schiller et al.，2010）。然而，也有一些研究未能证明其效果（Chan et al.，2010；Golkar et al.，2012；Ishii et al.，2015；Kindt et al.，2013；Soeter et al.，2011）。目前普遍认为，在记忆提取和干预的操作中的细微差别以及记忆本身的特性，都可以导致效果上的显著差异。而目前的研究并未找到一种外显的或客观的指标来验证恐惧记忆是否已经去巩固（destabilized）。一项该领域的元分析（meta-analysis）研究结果显示，在人类研究中，提取消退范式在减少人类恐惧复发方面达到了显著的小到中等程度的效应量（Kredlow et al.，2016）。而也有研究者认为，行为干预范式仅在使用与恐惧无关的条件刺激时有效，而很可能在使用恐惧相关刺激为 CS 时无效（Elsey et al.，2018）。

然而，使用再巩固干扰范式的一个关键因素是记忆是否进入了再巩固。大量研究证据表明，记忆再巩固具有"边界条件"，如记忆强度、记忆年龄和提取强度（De Beukelaar et al.，2014；Eisenberg et al.，2003；Robinson et al.，2010；Suzuki et al.，2004；Wang et al.，2009；Hu et al.，2018）。最近，预期错误（PE）被证明为恐惧记忆去巩固（destabilization）的必要条件（Sevenster et al.，2013；Díaz-Mataix et al.，2013）。预期错误被定义为期望的行为结果与真正发生的行为结果之间的不匹配（Rescorla et al.，1972）。预期错误可以被看作一种记忆提取期间出现的新异性信息记忆（用作提取的 CS+ 不再跟随 US），目前尚不清楚其他种类的新异性是否也可以激活记忆经历再巩固。我们先前的研究表明，对于复合刺激的条件性恐惧（CSs-US），使用部分重复的 CS 进行提取即可使恐惧记忆重返不稳定，更重要的是，相比使用整个 CSs 进行提取，部分重复的 CS 提取在预防恐惧自发恢复上的效果更佳（Li et al.，2017）。由于 CS 的提取比例的变化也是一种新异性信息，因此有必要澄清哪种新异性信息是使恐惧记忆去巩固（destabilization）的关键因素。

虽然再巩固干扰的行为范式已得到了广泛的研究，但其背后的神经机制却在很大程度上仍是未知的。从表面上看，提取消退和标准消退之间的差别非常微小，仅仅是在第一次消退和第二次消退之间有一个时间间隔（如休息 10 min），就导致了两种程序在预防恐惧复发上具有截然不同的效果。近年来出现了一些使用功能性磁共振成像（fMRI）来探索这两种范式的神经影像学机制的研究。Agren 等人（2012）发现使用提取消退范式可以防止健康成人的恐惧复发，并且杏仁核的激活程度可以预测 12 个月后的恐惧复发。Schiller 等人（2013）证明了提取消退神经机制是它减少了腹内侧前额叶皮层（vmPFC）的参与。然而，提取消退的神经机制需要更多研究证据的证明。此外，预期错误在开启记忆再巩固过程中作用的神经机制研究尤为缺乏。

因此，本研究的目的在于澄清使恐惧记忆去巩固的关键因素：在记忆提取阶段，使用变化的 CS 和变化的 CS-US 联结（PE）作为提取线索，判断哪一个是使恐惧记忆去巩固的关键。同时，本研究用功能性磁共振成像探讨提取消退的脑成像机制，以及预期错误在开启再巩固作用上的机制。

10.2　研究方法

10.2.1　被试

54 名（年龄 20.78 ± 1.98 岁，男 19 名）健康的右利手志愿者通过招募参加本研究，所有被试均没有既往精神疾病和神经疾病史，视力或矫正视力正常。所有被试来自华南师范大学，在参加实验前根据赫尔辛基宣言签署了知情同意书。本研究通过了华南师范大学心理学院人类研究伦理审查委员会的批准（批准文号：117）。完成全部实验的被试在第三天结束时获得少量被试费（230 元）。参加扫描的被试必须满足 MR 扫描标准。在对扫描数据的处理中，四个被试由于头动过大（任何方向 > 2 mm，或绕 x 轴、y 轴、z 轴旋转超过 2°）被剔除，最终参与脑成像数据分析的有效被试 50 名。在全部参加实验的被试中，有 8 名被试由于仪器技术问题未能收集第二天和第三天的 SCR 数据，因此最终参与行为数据分析的被试 46 名。

因此，在 fMRI 数据分析中，包括无预期错误提取组（简称"no_PER 组"，下同)18 人（男 6 名），无预期错误 +2/3 重复提取组（简称"no_PE+2/3R 组"或"2/3R 组"，下同)17 人（男 7 名），预期错误提取组（简称"PER 组",下同)15 人（男 6 名）。在 SCR 的数据分析中，no_PER 组 16 人（男 6 名），no_PE+2/3R 组 15 人（男 7 名），PER 组 15 人（男 6 名）。各组被试的描述统计表如表 10-1（第一行：fMRI 数据分析样本；第二行：SCR 数据分析样本）所示。

表10-1　被试特征表

项　目	no_PER 组	no_PE + 2/3R 组	PER 组	T 检验	p 值
性别	18（66.7%）	17（58.8%）	15（60%）	$\chi^2 = 0.265$	0.876
（女）	16（62.5%）	15（53.3%）	15（60%）	$\chi^2 = 0.284$	0.868
年龄	20.778（1.592）	20.706（2.085）	20.867（2.386）	$F = 1.37$	0.249
	20.63（1.64）	20.60（2.26）	21.33（2.35）	$F = 0.61$	0.55
特质焦虑	39.444（7.237）	43.914（7.416）	38.036（5.375）	$F = 0.687$	0.817
	40.13（6.40）	42.33（4.53）	37.87（5.14）	$F = 2.53$	0.09

注：表内值为样本量 n（%）或平均值（标准差）。

10.2.2　实验材料

条件刺激（CS）由两类视听觉复合刺激构成，其中的每类刺激均包含图形和声音（见图 10-1），其中图形为两种不同颜色的立体几何图呈现在白色背景上，亮度相同。声音选自大型情绪声音数据库（Liu et al.，2006），分别为铃声（Val = 5 ± 1.11，Aro = 5.92 ± 1.52，Dom = 5.08 ± 1.81）和钟声（Val = 5.08 ± 1.43，Aro = 4.58 ± 1.91，Dom = 4.68 ± 1.58）。CS 呈现 8 s，以伪随机、散布的方式呈现，最后 200 ms 在以 50% 的比率伴随无条件刺激（US）。US 为 50 个脉冲 /s 持续 200 ms 的电流，强度为该被试之前在评定任务中将其评价为"极端不舒服，但不疼痛"的刺激。温和电击通过连接到被试右手手腕上的电极片进行传送，并在皮肤和电极之间使用导电凝胶。声音刺激通过被试佩戴在耳朵上的抗噪耳机进行传送。使用 E-prime 软件编程并进行刺激呈现（Psychology Software Tools，Inc，Sharpsburg，Pennsylvania）。刺激间隔（ITI）在 8 ～ 10 s 间随机变化。在刺激间隔期，屏幕上出现"请放松"，以确保被试的皮肤电可下降到标准水平。

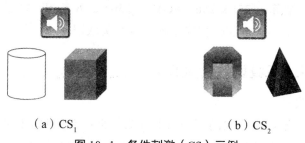

（a）CS$_1$ （b）CS$_2$

图 10-1 条件刺激（CS）示例

10.2.3 测量指标

1. 皮肤电反应

皮肤电是测量人类恐惧最常用的指标之一（Lonsdorf et al.，2017），
本研究使用 BIOPAC MP150 系统测量进行测量，并使用 AcqKnowledge
软件（BIOPAC Systems，Inc.）进行离线数据分析。SCR 的测量使用两
个 Ag-AgCl 电极与 Biopac 系统 EDA100C 模块相连，该模块是专门用于
在核磁环境下测量皮肤电的模块。再将电极连接到被试左手的食指和中
指手指上的第一和第二趾骨之间。将被试对 CS 和 US 产生的 SCR 波幅
分别作为被试条件化反应和非条件化反应的测量。本实验对 SCR 水平的
操作定义为在刺激呈现后 0.5 ～ 7.5 s 窗口中第一个波的波谷值 - 波峰值
差。对数据的筛选条件为最小反应大于 0.02 μs。未达到该标准的数据记
为 0（Schiller et al.，2010）。原始 SCR 分均通过除以该名被试对 US 的
平均 SCR 进行归一化，再开平方根转为标准分布，以消除个体对电击反
应的个体差异的影响。

2. 核磁（fMRI）数据采集

本实验所有的 MRI 数据均使用一台 3T 的西门子 MR 扫描仪进行，
配合一个 12 通道相控头戴线圈，全部在华南师范大学脑成像中心完成扫
描数据采集。fMRI 数据使用一个梯度平面回波成像（EIP）得到，扫描
参数如下：重复时间（TR）= 2 000 ms，回声时间（TE）= 30 ms，翻
转角 = 90°，矩阵 = 64×64，视场（FOV）= 204×204 mm²，层厚 / 间
隙 = 3.5/0.8 mm，体素大小 = 3.2×3.2×3.2 mm³，扫描层数：32。此外，
我们使用了一个 T1 加权的 3D MP-RAGE 序列得到一个高分辨率的大脑
结构像。结构像序列使用以下参数：TR = 1 900 ms，TE = 2.52 ms，翻

转角 = 9°，矩阵 = 256×256，FOV = 256×256 mm²，厚度 = 1.0 mm，体素大小 = 1×1×1 mm³，扫描全脑 176 个矢状层。

10.2.4 实验设计及流程

1. 实验设计

本研究根据记忆提取的不同情况分为 3 组：无预期错误提取组（no_PER 组）；无预期错误、使用 2/3CS 提取组（no_PE+2/3R 组）；单个预期错误提取组（PER 组）。整个实验包括连续的 3 天，采用 ABB 设计（第一天：行为实验室；第二天和第三天：脑成像扫描室）。所有被试都必须在 3 天的同一时间参加实验。主要的测量指标是皮肤电（SCR）、大脑血氧水平依赖（blood oxygen level dependent，BOLD）信号和主观测试，包括特质焦虑测试（STAI-S）、正性负性情绪测试（PANAS）和外显记忆测验。总的实验流程如图 10-2（a）所示。

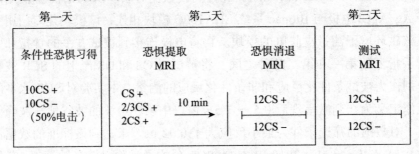

（a）总实验流程图

图 10-2　总实验流程图及实验组在习得和提取阶段 CS+ 的强化序列规则

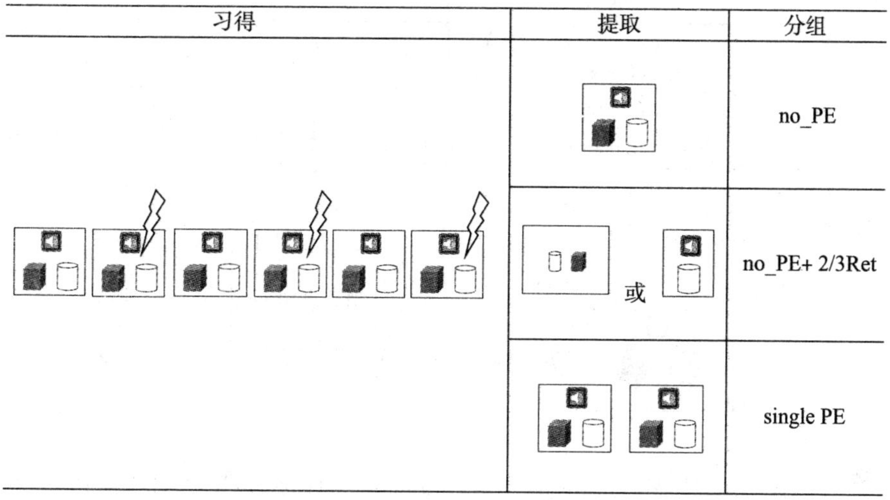

习得	提取	分组
		no_PE
	或	no_PE+ 2/3Ret
		single PE

（b）实验组在习得和提取阶段 CS+ 的强化序列规则

图 10-2　总实验流程图及实验组在习得和提取阶段 CS+ 的强化序列规则（续）

2. 实验流程

（1）第一天条件性恐惧的习得。在行为实验室中，被试坐在与生物反馈仪和电击仪相连接的电脑前，测量 SCR 和施加电击的电极片分别连接到被试的手指和手腕部。进行条件化训练以前，先让被试进行电击强度的评定，选择每个被试判断为"极端不舒服，但不疼痛"的电击强度用于实验。习得阶段，一半的 CS+ 试次匹配电击（50％强化）且以一种有规律的形式出现，而 CS- 从不匹配有电击（Sevenster et al., 2013, 2014），如图 10-2（b）所示。此外，为了确保被试知道 50％的 CS+ 跟随 US，在指导语中跟被试说明，在两类刺激中有一类刺激会有一半的情况跟随电击，而另一类刺激不会有电击。习得阶段每类 CS 呈现 10 次。用作 CS+ 或 CS- 的图像和声音在被试间进行平衡。条件性恐惧习得试次的流程如图 10-3（a）所示。在第一天实验结束时，要求被试回答电击出现的规律，只有回答正确的被试才能进行下一阶段的实验，以保证被试对于 CS-US 匹配规律具有清晰的预期。

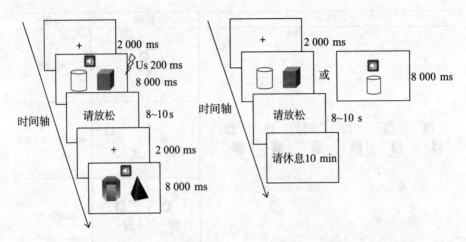

（a）条件性恐惧习得试次　　　（b）一种条件的提取试次（2/3 提取组）

图 10-3　条件性恐惧习得试次及一种条件的提取试次（2/3 提取组）

（2）第二天恐惧提取和消退。在脑成像扫描室，恐惧习得 24 h 后，被试躺在核磁共振扫描仪当中，测量 SCR 和实施电击的仪器分别通过电极片连接固定于他们的手指和手腕部。所有的被试被随机分为 3 组，被告知与昨天同样的刺激将再次呈现，并要求他们先回忆前一天学习到的刺激与电击匹配规则是怎样的（即 CS-US 联结一致性）。

实验开始后，首先呈现一次（no_PER 组和 no_PE+2/3R 组）或连续的两次（PER 组）不带电击的 CS+ 线索并持续 8 s（Sevenster et al.，2013，2014）。其中，no_PE+2/3R 组的 CS+ 仅为第一天 CS+ 的 2/3（两个图片或者一个图片一个声音）。接着让被试休息 10 min，屏幕上显示指导语"现在请大家休息 10 min，请睁着眼睛保持清醒"。休息结束后，使用 12 个 CS+ 和 CS- 进行消退训练，均不跟随电击。其中一种条件下的恐惧提取试次的流程如图 10-3（b）所示。所有被试都要在第二天实验前、后填写 PANAS 和 STAI-S 问卷。

（3）第三天恐惧记忆测试。消退训练 24 h 后，测试同样在磁共振扫描仪中进行，且 3 组的实验程序类似。被试躺在 MRI 扫描床上，生物反馈仪皮肤电模块和电击仪的电极装置分别连接到他们手指和手腕部。通过指导语告知被试，同样的两类刺激会再次出现，但并未说明任何关于 US 的信息。在测试阶段，12 个不带电击的 CS+ 和 CS- 的试次随机呈现，同步记录被试的 SCR 和大脑 BOLD 信号。

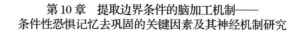

在全部 3 天的实验结束前，所有的被试被要求评价他们对 CS+ 和 CS- 的心情愉悦程度（主观情绪测试），并回忆这 3 天实验中每一天的 CS+ 和 CS- 之后跟随电击的次数和比例（外显记忆测试）。所有被试在第三天的实验前、后都要填写 PANAS 和 STAI-S 问卷。

10.2.5　统计分析

1. 行为数据

在恐惧习得、提取后消退和再消退各阶段，以组别作为被试间因素，刺激类型和试次作为被试内因素进行多因素重复测量方差分析。对自发恢复的测量，本研究比较了从消退的最后一个试次到再消退的第一个试次对 CS+ 的反应。随后，使用单因素方差分析比较了各组在抑制自发恢复程度上的相对优势。另外，为了探索各种提取方式下可能引起的恐惧泛化差异，本研究比较了从消退最后一个 CS- 试次到再消退第一个 CS- 试次的皮肤电差异。

本研究的事后检验使用最小差异法（least significant difference, LSD），以 0.05 为显著水平并报告偏 η^2 作为效果量的估计。在适当时候使用自由度的 Greenhouse-Geisser 校正。

2. 脑成像数据

脑成像数据使用 SPM8（statistical parametric mapping, www.fil.ion.ucl.ac.uk/spm/），DPARSFA（Gan et al., 2010）和 Matlab R2013b 进行预处理和处理分析。为了保证 MR 信号保持在稳定水平，最前面 4 个图像不加入分析。对功能像使用正弦内插法进行时间层矫正（slice-timing），并通过刚体变换重新配准进行头动校正。利用线性和非线性变换，使用半峰全宽展宽最大 6 mm 的高斯核进行图像平滑（smoothing），功能像和结构像均被配准到 T1 MNI 152 模板（montreal neurological institute，international consortium for brain mapping）。总体变化通过高通滤波除去大于 128 s 的信号以去除信号的低频漂移。

（1）全脑激活分析。使用 SPM8 进行一阶分析（单个被试分析），使用一般线性模型（GLM）分析时间序列数据，其中刺激的发生被建模为一个单一的脉冲响应函数，然后用经典血流动力学响应函数（HRF）进行卷积。实验任务包含两种条件：CS+ 和 CS-。首先，本研究使用 T 检验对

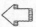

比两类刺激类型产生的激活差异，然后使用 CS + > CS- 的激活对比，用方差分析来对比组间差异。T 检验也被用来比较 PE 提取和无 PE 提取时消退过程的差异。其中，在全脑激活分析中使用未校正的 $p < 0.001$ 为方差分析或 T 检验统计显著标准，进而对激活的脑区进行 cluster level 或 peak level 的 FWE 矫正 $p < 0.05$ 多重比较校正，作为脑区激活的统计显著标准。

（2）兴趣区（regions of interest，ROI）激活分析。基于对脑激活信号的二阶分析，本研究使用了 8 个兴趣区进行 ROI 分析：①杏仁核（amygdala，AMG）；②腹内侧前额叶皮质（ventromedial prefrontal cortex，vmPFC）；③背外侧前额叶皮质（dorsolateral prefrontal cortex，dlPFC）；④尾状核（caudate nucleus）；⑤前扣带回（anterior cingulate cortex，ACC）；⑥海马（hippocampus，HIP）；⑦梭状回（fusiform gyrus，FFG）；⑧脑岛（insula）。所有的 ROIs 均通过 WFU Pick Atlas 3.0 进行定义，该模板是一个基于 Talairach 体系的解剖学数据库（Maldjian et al.，2003）。本研究首先基于每个 ROI 内 CS+ > CS- 的 BOLD 信号对比组间差异，指标使用该 ROI 的平均 β 权重值；然后在 Matlab 中使用 event-fitted-fir 函数得到各时间点上的事件相关的大脑激活信号，指标使用百分比 BOLD 信号变化值。

（3）功能连接（functional connectivity，FC）分析。使用每个兴趣区内的 β 权重值计算 ROIs 之间的 Pearson 相关，作为各 ROI 之间时间性功能连接的测量，然后对关键 ROIs 之间的功能连接强度在三组间的差异进行对比分析。

对于达到统计检验显著的团块（clusters）的解剖位置的确定，使用 WFU Pick Atlas 工具箱内置 aal 分区使用 MNI 坐标确定解剖学位置。最后，使用了 REST（Song et al.，2011）、MRIcorN（https://www.nitrc.org/projects/mricron）、BrainNet Viewer（M et al.，2013）、Adobe Illustrator CS6 等软件对 fMRI 数据的统计结果进行可视化呈现和图像处理。

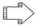

10.3 结果与分析

10.3.1 行为结果

1. 条件性恐惧的习得

对刺激类型（CS+，CS−）× 组别（no_PER，no_PE+2/3R，PER）×
试次（1 ～ 10）进行重复测量方差分析（repeated measures analysis of
variance，RMANOVA），得到刺激类型的主效应显著（$F_{(1,43)}$ = 49.56，
$p < 0.001$，$\eta^2 = 0.54$），试次的主效应显著（$F_{(9,35)}$ = 12.042，$p < 0.001$，
$\eta^2 = 0.76$），刺激类型和试次的交互作用显著（$F_{(9,35)}$ = 2.888，$p < 0.05$，
$\eta^2 = 0.43$）。结果说明 3 组被试均成功习得了同等强度的条件性恐惧。

2. 提取后消退

对第二天的消退训练过程进行刺激类型 × 组别 × 试次的
RMANOVA，得到刺激类型的主效应显著（$F_{(1,43)}$ = 12.885，$p < 0.01$，
$\eta^2 = 0.23$），试次的主效应显著（$F_{(11,33)}$ = 3.795，$p < 0.01$，$\eta^2 = 0.56$），
刺激类型和试次的交互作用显著（$F_{(11,33)}$ = 2.093，$p = 0.05$，$\eta^2 = 0.41$）。
结果说明 3 组被试均成功消退了前一天所习得的对 CS+ 的条件性恐惧反
应，并且恐惧记忆的程度在第二天结束时没有组间差别。

3. 自发恢复测试

为了测试已消退恐惧的自发恢复，我们比较了从在第二天消退的最后
一个试次到第三天再消退的第一个试次对CS+的反应。刺激类型 × 组别 ×
试次的 RMANOVA 分析表明，三因素间交互作用显著（$F_{(2,43)}$ = 5.404，
$p < 0.01$，$\eta^2 = 0.20$），试次 × 组别的交互作用显著（$F_{(2,43)}$ = 3.626，
$p < 0.05$，$\eta^2 = 0.14$），刺激 × 组别的交互作用显著（$F_{(2,43)}$ = 3.465，
$p < 0.05$，$\eta^2 = 0.14$），试次的主效应显著（$F_{(1,43)}$ = 11.415，$p < 0.01$，
$\eta^2 = 0.21$）。

恐惧的自发恢复可以操作性地定义为恐惧复发 = 第三天对第一个 CS+
的 SCR− 第二天对最后一个 CS+ 的 SCR。对该指标进行三组间的单因素
方差分析，结果显示组间差异显著（F = 5.795，$p < 0.01$）。事后比较显

示，PER 组的恐惧复发显著低于 no_PER 组（$p < 0.01$）和 no_PE+2/3R 组（$p < 0.05$），而 no_PER 组和 no_PE+2/3R 组之间没有显著差异。

上述结果说明，在成功消退条件性恐惧反应后，三组在恐惧复发上表现出不同的程度。具体而言，PER 组的恐惧复发最低，而 no_PER 组和 2/3R 组具有显著更高的恐惧复发。三组被试在恐惧习得、提取消退和再消退上各个试次的皮肤电反应情况如图 10-4 所示。

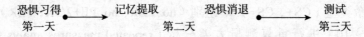

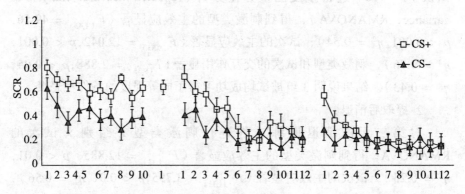

（a）无预期错误提取组

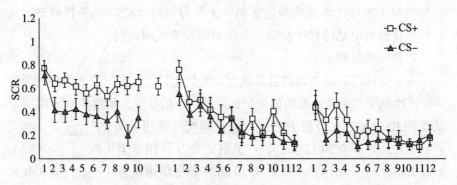

（b）无预期错误 +2/3 重复提取组

图 10-4　3 个组在恐惧习得、提取、消退和测试阶段每个试次上的皮肤电反应

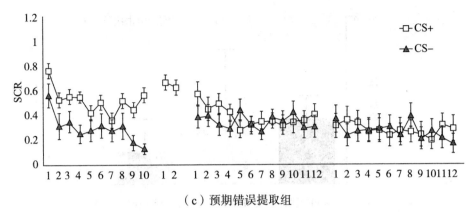

（c）预期错误提取组

图 10-4　3 个组在恐惧习得、提取、消退和测试阶段每个试次上的皮肤电反应（续）

4.恐惧泛化测试

为了探索已消退恐惧在中性项目上可能的恐惧泛化，本研究比较了从在第二天消退的最后一个试次到第三天再消退的第一个试次对 CS- 的反应。刺激类型 × 组别 × 试次的 RMANOVA 分析表明，刺激 × 组别的交互效应显著（$F_{(2,43)} = 3.465$，$p < 0.05$，$\eta^2 = 0.14$）。这说明不同组别在刺激类型上的反应具有差别。

与恐惧复发的操作性定义类似，本研究推断恐惧泛化表现为对 CS- 的 SCR 从第二天到第三天最初一个试次的增加。本研究对第三天第一个 CS- 的 SCR 与第二天最后一个 CS- 的 SCR 在各个组中进行配对样本 T 检验，结果发现只有在 no_PE +2/3 R 组有显著增加（$T = -2.718$，$p = 0.017 < 0.05$）。这表明不包含预期错误、仅改变提取比例的提取组有更大的恐惧泛化的倾向。

综上所述，SCR 数据表明，只有预期错误提取组可以防止恐惧消退 24 h 后的复发，而无论是无预期错误提取组还是 2/3 提取组都不能打开记忆再巩固时间窗。此外，值得指出的是，仅使用变化的 CS 作为提示线索有引起条件性恐惧向中性线索（CS-）泛化的倾向。

5.外显记忆测试

在整个实验的最后，要求被试回忆在每一天的实验当中 CS 后跟随电击的次数是多少，并将其作为恐惧外显记忆测试的指标。结果显示，各组对第一天电击次数的记忆分别如下：no_PER 组 6.27 个，no_PE+2/3R 组 6.73 个和 PER 组 5.73 个。组间差异没有达到统计学显著水平（图 10-5）。

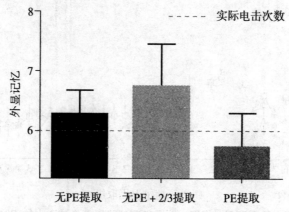

图 10-5　各组在实验结束时外显记忆测试平均个数

10.3.2　fMRI 结果

1. 第二天消退过程

（1）全脑激活分析。在第二天消退过程中使用方差分析对比 3 个提取组大脑激活的组间差异，发现在 cluster 水平 FWE（family-wise error rate）$p < 0.05$ 多重比较矫正下无显著激活的团块，只在右侧颞下回（MNI：48，-66，-6；$p_{\text{FWE-corr}} = 0.08$）有接近显著的激活。由于本实验设计可以进一步区分为有 PE 提取和无 PE 提取（包括完全提取和 2/3 提取）两种情况，因此为对比不同的提取条件下在消退过程中脑区激活的差异，使用 T 检验进行两组组间差异比较。

①有预期错误提取和无预期错误提取在消退过程中存在大脑激活差异。

第一，no_PER 组 > PER 组的激活。基于 CS+ > CS- 对比，T 检验的结果表明，no_PER 组比 PER 组在右侧颞下回（IT）（$p_{\text{FWE-corr}} < 0.001$）、左侧中央前回（precentral）（$p_{\text{FWE-corr}} < 0.05$）具有显著更强的激活，脑激活图和对应的最大激活点坐标如图 10-6 和表 10-2 所示。其中，中央前回处的激活按照坐标所在位置属于背外侧前额叶皮质。

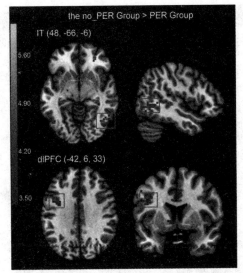

图 10-6　提取后消退过程中 no_PER 组 > PER 组的脑区激活

注：IT 为 inferior temporal gyrus；dlPFC 为 dorsolateral prefrontal cortex；颜色条表示 T 值。

表10-2　提取后消退全程基于CS+＞CS-对比下no_PER 组>PER组的脑区激活
统计表

激活团块所在脑区	体素个数	p（FWE）	peak T	峰值的 MNI 坐标		
				x	y	z
Temporal_Inf_R 颞下回（右）	57	0.000	5.81*	48	−66	−6
Precental_L 中央前回（左）	35	0.01	4.60*	−42	6	33

注：*全脑激活无校正 $p < 0.001$ 后在 cluster-level 上进行 FWE $p < 0.05$ 多重比较校正显著。

　　第二，no_PE+2/3R 组 > PER 组的激活。no_PE+2/3 提取组和 PE 提取组的组间比较结果表明，no_PE+2/3R 组比 PER 组在右侧颞下回（IT）有显著更大激活（$p_{FWE-corr} < 0.001$），在右侧前额叶上部有弱激活（未通过 FWE 校正）。脑激活图和对应的最大激活点坐标如图 10-7 和表 10-3 所示。其中，前额叶上部的激活（MNI：24，21，45）属于背外侧前额叶。

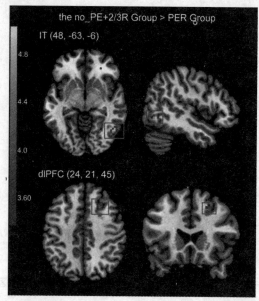

图 10-7　提取后消退过程中 no_PE+2/3R 组 > PER 组的脑区激活

注：IT 为 inferior temporal gyrus；dlPFC 为 dorsolateral prefrontal cortex；颜色条表示 T 值。

表10-3　提取后消退全程基于CS+ > CS-对比下no_PE+2/3R组>PER组的脑区
激活统计表

激活团块所在脑区	体素个数	p（FWE）	peak T	峰值的 MNI 坐标		
				x	y	z
Temporal_Inf_R 颞下回（右）	25	0.049	4.99*	48	−63	−6
Frontal_Sup_R 前额叶上部（右）	6	0.905	3.95	24	21	45

注：* 全脑激活无校正 p < 0.001 后在 cluster-level 上进行 FWE p < 0.05 多重比较校正显著。

②无预期错误完全提取和部分提取在消退过程中不存在大脑激活差异。对于同样不存在预期错误的两种提取条件（完全重复提取和 2/3 提取），对比提取后大脑激活的组间差异，发现在 cluster 水平 FWE 多重比较校正下无显著激活的团块。

综上所述，对第二天消退全程的全脑激活分析结果表明，PE 提取和无 PE 提取（包括全重复和部分 CS 重复）条件下的主要区别在于，PE

提取抑制了第二天提取后消退过程中颞上回（IT）、背外侧前额叶皮质
（dlPFC）的激活。

（2）兴趣区激活分析（Regions of Interest，ROI）。

①提取后消退减少了背外侧前额叶皮质（dlPFC）的参与。基于前
人文献以及在全脑激活分析中得到的脑区，我们选择背外侧前额叶皮
质（dlPFC）、腹内侧前额叶皮质（vmPFC）、杏仁核（AMG）、海马体
（HIP）、前扣带回（ACC）、尾状核（caudate）和脑岛（insula）作为兴
趣区来进一步分析 3 个实验组在这些先验脑区中的激活差异。

我们首先提取了在所有 ROI 中的平均 β 权重作为大脑 BOLD 信号的
指标。结果表明，三组中 PER 组 dlPFC 的激活最低，在 ACC 有类似结果。
而 PER 组和 no_PER 组在 vmPFC 的激活程度类似（见图 10-8）。

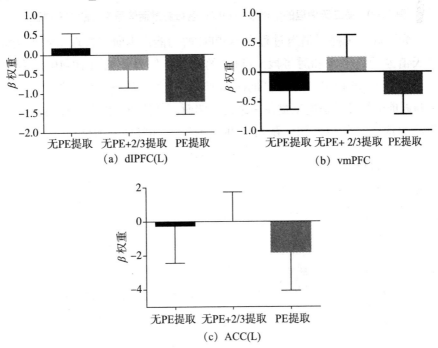

图 10-8　第二天消退全程各组在 dlPFC、vmPFC 和 ACC 中的 BOLD 信号强度

注：误差线代表标准误。

为了比较在消退的早期阶段（前半段）dlPFC 区域事件相关的 BOLD
信号的随着时间变化的情况，本研究提取了该阶段每组在各扫描时间点

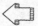

上的百分比 BOLD 信号变化值，得到的折线图如图 10-9 所示。结果显示，两个无 PE 提取组的激活程度相似，但它们比 PER 组强，这与 ROI 分析结果的趋势一致。

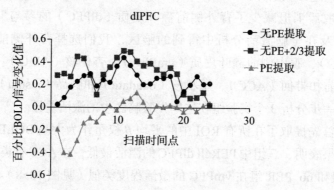

图 10-9　第二天消退的前半段中 dlPFC 区域脑激活信号变化的时间过程

为了进一步探讨消退过程中 vmPFC 的功能，本研究提取了各组在第二天消退的前半段和后半段 vmPFC 的 BOLD 信号（见图 10-10）。结果显示，在 no_PER 组，vmPFC 的活动随着消退学习的进行而增加。这一结果与以前的标准消退的证据是一致的。然而，其他两组没有这样的 vmPFC 激活的特征。在 PER 组，随着时间的推移，vmPFC 的激活进一步下降。

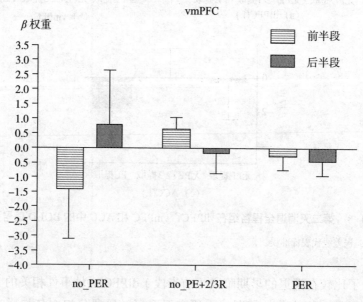

图 10-10　第二天消退阶段的前半部分和后半部分 vmPFC 区域的 BOLD 信号估计

②PER 组具有更少的 dlPFC 与其他脑区的同步活动。根据对大脑激活 BOLD 信号的分析（β 权重），计算每个 ROI 之间的 Pearson 相关，作为时间性功能连接的测量。

相关分析的结果显示，在 no_PER 组和 2/3R 组，dlPFC 与所有其他的 ROIs 均具有显著同步活动。然而，在 PER 组，dlPFC 与几乎所有 ROI（除了 ACC）均无显著同步活动。使用可视化软件显示各个组内 ROI 之间的时间性功能连接情况（见图 10-11），其中脑区之间的连线表示两者同步活动的相关，颜色条代表强度大小（见图 10-11）。本研究比较了三组中 dlPFC 和 ACC 的激活相关程度，即 dlPFC-ACC 时间性功能连接。结果表明，no_PER 组比 PER 组具有显著更强 dlPFC-ACC 功能网络。

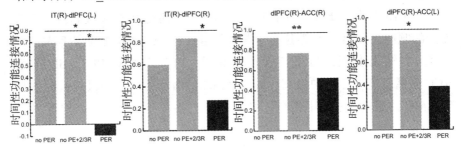

（a）三组中 dlPFC-ACC，IT-dlPFC 功能连接的比较

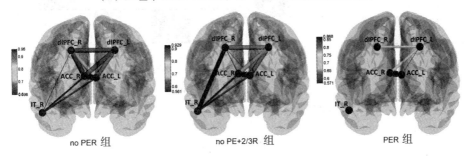

（b）冠状面视图中 dlPFC、ACC 和 IT 之间功能连接的数据可视化

图 10-11　大脑两半球的 ROI 功能连接示意图

注：**$p < 0.01$；*$p < 0.05$；仅显示相关系数 $r > 0.5$ 的连接线；L：左脑；R：右脑；颜色条表示功能连接强度。

由图 10-11 可知，无 PER 组的 IT-dlPFC（L）的 FC 显著高于 PER 组（$Z = 2.463$，$p = 0.014 < 0.05$）；无 PE+2/3R 组的 FC 也显著高于 PER 组（$Z = 2.420 < 0.05$），显著高于 PER 组（$Z = 2.420$，$p =$

0.015 < 0.05)。no_PE+2/3R 组 的 IT-dlPFC（R） 的 FC 明 显 高于 PER 组（$Z = 2.352$，$p = 0.019 < 0.05$）。no_PER 组 的 dlPFC（R）-ACC（R） 和 dlPFC（R）-ACC（L） 的 FC 明 显 高 于 PER 组（$Z = 2.632$，$p = 0.009 < 0.01$ 和 $Z = 2.050$，$p = 0.040 < 0.05$）。

2. 第三天消退

（1）全脑激活结果。在第三天消退过程中使用方差分析对比三组提取条件下大脑激活的组间差异，发现在 cluster 水平 FWE 多重比较校正下无显著激活的团块，只在腹内侧前额叶区域（MNI：15，51，33；3，57，9）有较弱的激活差异。在两组比较的 T 检验方面，cluster 水平 FWE 多重比较校正下同样无显著激活的团块。

（2）ROI 激活分析。为了进一步探索再消退过程在关键脑区上存在差异的倾向，对第三天消退全程提取各组在各 ROI 内的脑激活信号（β-权重）。结果发现，与第二天消退相反，PER 组的 vmPFC、dlPFC 和 ACC 激活程度在三组中最高，同时 AMG 的激活在三组中最低；而 2/3R 组 AMG 的激活在三组中最高（见图 10-12）。

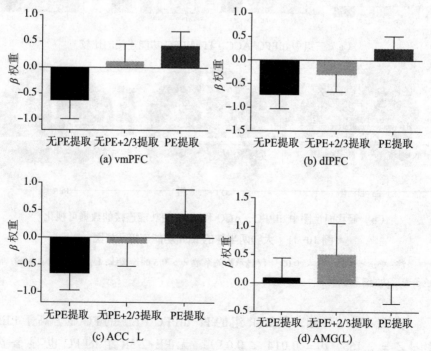

图 10-12　每组中第三天消退全程脑在 dlPFC，ACC 和 AMG 上的大脑激活

（3）与条件性恐惧中预期错误有关的神经信号分析。在本研究设计中，将 PER 条件设置为在提取阶段 CS+ 的第二次呈现时没有伴随 US（而被试预期该试次会伴随 US），据此推断将在第二个 CS+ 消失之后产生预期错误。因此，我们假设 PE 神经信号可以被定义为这两个相继的 CS+ 试次引起的脑激活的差异。

在 PER 组即产生一个预期错误的组内，我们比较了第二个 CS+ 结束的时间点与第一个 CS+ 结束的时间点引起的脑激活差异，并根据前人研究，使用 1TR 作为数据分析窗口（Spoormaker et al., 2011, 2012）。

具体而言，对于第一个 CS+ 呈现的第 1～第 4 个 TR 和第二个 CS+ 呈现的第 12～第 15 个 TR，使用第五 TR 作为 offset1 条件，使用第十五 TR 作为 offset2 条件，比较两者的激活差异。我们推断该激活差异与本研究中 PE 的神经信号密切相关。

结果显示，主要的激活差异出现在右侧梭状回（FFG）、右侧舌回（lingual gyrus，LG）、双侧枕中回（middle occipital gyrus，MOG）、颞上回（superior temporal gyrus，STG）和颞下回（IT）。脑激活图和对应的最大激活点坐标如图 10-13 和表 10-4 所示。

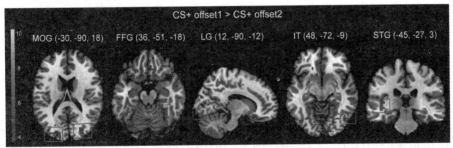

图 10-13　PER 在提取阶段两个 CS+ 呈现之间 offset1>offset2 激活

注：MOG 为 middle occipital gyrus；FFG 为 fusiform gyrus；LG 为 lingual gyrus；颜色条表示 T 值。

表10-4　PE相关信号：PER组的两个提取试次结束的时间点offset1＞offset2激活

激活团块所在脑区	体素个数	p（FWE）	peak T	峰值的 MNI 坐标		
				x	y	z
Occipital_Mid_L 枕中回（左）	132	0.000	9.6	−30	−90	18

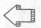

续　表

激活团块所在脑区	体素个数	p（FWE）	peak T	峰值的 MNI 坐标		
				x	y	z
Fusiform_R 梭状回（右）	58	0.000	7.25	36	−51	−18
Lingual_R 舌回（右）	19	0.023	6.90	12	−90	−12
Occipital_Mid_R 枕中回（右）	119	0.000	6.88	27	−90	15
Temporal_Inf_R 颞下回（右）	22	0.000	6.33	48	−72	−9
Temporal_Sup_L 颞上回（左）	40	0.000	6.16	−45	−27	3

注：全脑激活无校正 $p<0.001$ 后在 cluster-level 上进行 FWE 多重比较校正 $p<0.05$；L、R 代表左、右半球。

10.4　讨论

10.4.1　预期错误对于打开记忆再巩固时间窗具有关键作用

本研究使用了一个跨通道的复合记忆模型来验证记忆再巩固的行为干预范式用于人类被试的效果以及探究其作用的神经机制。行为数据的结果显示，在记忆提取阶段，使用变化的 CS 作为提取线索但没有产生预期错误的情况下，仍然出现明显的消退恐惧自发恢复；而只有当提取过程产生了 PE，提取消退范式才能防止恐惧的复发。这个结果可以解释为 PE 对于打开记忆再巩固时间窗起着非常关键性的作用。这一结果再次验证了以往研究中的 PE 是记忆再巩固的必要条件的结论（Díaz-Mataix et al., 2013；Elsey et al., 2017；Exton-McGuinness et al., 2015；Sevenster, Beckers et al., 2013, 2014）。

这一结果也与先前一项对比项目新异性（item novelty）与项目 - 强化关联新异性（combination novelty）的研究结论一致。该研究对比了刺激项目本身的新异性与刺激 - 强化物连接的新异性对于海马 - 中脑交互作用上的作用差异，证明只有刺激间关联的新异性才能激活海马和中脑系统，该交互作用系统可以支持个体将经验整合到记忆中去（Shohamy et al.，2008）。

在笔者之前的研究中，发现对于一个由 3 个元素构成的复合 CSs-US 恐惧记忆，使用其中两个元素作为提取线索，能成功激活记忆进入再巩固；并且更重要的是，2/3 重复提取比完全重复提取具有更好的抑制恐惧自发恢复的效果（Li et al.，2017）。然而在这项研究中，2/3 重复提取组不仅仅改变了 CS，同时因为提取试次不伴随电击，因此还包含了预期错误。所以在该设计中，不能澄清或区分这一范式的效果是由 CS 新异性还是 CS-US 新异性（PE）所导致的。然而，通过本研究可以清楚地分离两者，从而明确 CS 本身的新异性并不能动摇初始记忆，只有 CS-US 联结的新异性可以让记忆经历再巩固。结合这两方面的证据，或许可以进一步推断在记忆已经去巩固之后使用变化的 CS 新异性可以提高恐惧记忆提取消退的效果。

10.4.2　提取消退范式独特的神经机制

1. 在再巩固窗口内的消退训练减少了颞下回（IT）的激活

在全脑激活分析中，无 PE 完全提取组对比 PE 提取组，以及无 PE 部分提取组对比 PE 提取组的大脑激活，都可以证明 PE 提取组在颞下回（IT）脑区的激活显著低于其他两组。之前的研究表明，颞下回在视觉识别方面具有关键作用。对猴子 IT 脑区损毁的研究证明，在本身视力正常的情况下，IT 的损害会造成对视觉刺激的学习和记忆识别能力的损害（Logothetis et al.，1995）。另外有研究者认为，IT 皮质在将视觉刺激与其奖励的结果关联起来的过程中具有重要作用（Spiegler et al.，1981）。据此本研究推断，使用包含预期错误的提取进行记忆激活后，消退过程中 IT 皮质的激活显著减弱，这意味着与不包含预期错误的提取消退相比，PE 提取组被试更少地将 CS+ 与厌恶性结果（电击）连接起来。这可能从某种程度上反映了发生在再巩固时间窗内的消退训练可以改变原始记忆连接，从而造成与传统消退的根本差异。

2. 在再巩固窗口内的消退训练减少了背外侧前额叶皮质（dlPFC）的激活

背外侧前额叶皮质（dlPFC）是与认知控制过程密切相关的脑区，并对情绪具有自上而下的调控作用（Smith et al., 1999）。dlPFC 的作用被认为是控制的执行以及对与任务相关的信息加工过程的调控。dlPFC 也是工作记忆的主要脑区（MacDonald et al., 2000；Mitchell et al., 2004）。dlPFC 对于 vmPFC 具有重要的自上而下的调控功能，而后者被认为是情绪控制的重要脑区（Alexander et al., 2015）。以往的研究表明，dlPFC 在传统的恐惧消退中发挥了非常重要的作用，传统恐惧消退即指在建立了恐惧连接之后使用不断重复的 CS-no US 连接来消除恐惧的范式（Delgado et al., 2008；Milad et al., 2006）。在恐惧传统消退范式下，由于 CS 已经不再与 US 配对，所以被试必须控制自己的恐惧反应，并重新习得一类新的抑制性连接：CS-no US 联结。根据以往研究及本研究的结果，抑制性学习和先前的恐惧记忆互相竞争，激活执行控制系统，这一过程需要 dlPFC 的充分参与。而在干扰再巩固的提取消退范式中，没有形成抑制性的连接学习而是直接作用于对 CS-US 初始连接，因此使得 dlPFC 的激活显著下降。

3. 在再巩固窗口内的消退训练减少了 dlPFC-ACC 功能连接

前扣带回（ACC）是另一个与认知控制有关的区域，然而有研究指出，dlPFC 和 ACC 在适应性行为上的功能是分离的：前者是控制的实施，后者是行为的监控（MacDonald et al., 2000）。ACC 与大脑皮质的背外侧区域存在重要的双向连接（Gasquoine, 2013）。而 dlPFC 和 ACC 之间的功能网络被认为与人类的认知灵活性有关；同时也反映了注意控制系统（Cieslik et al., 2013）。另一方面，在临床情绪障碍的病人中也发现了 dlPFC-ACC 功能连接的缺陷，这些情绪障碍包括抑郁症、强迫症和其他类型障碍（Anand et al., 2005；Aupperle et al., 2012；Luks et al., 2010；Rogers et al., 2004）。

在本研究中，PER 组中 dlPFC-ACC 的同步激活显著低于其他两组。这提示我们，在提取消退范式下，不仅与认知控制相关的脑区（如 dlPFC、ACC）的激活和参与降低了，而且这些脑区之间的联系也被抑制了。这些特征与标准消退范式下刚好相反，在标准消退中 dlPFC 的激活显著增加。

尽管记忆的巩固与再巩固过程有许多相似之处，然而许多研究证明，这两个过程在神经机制和生物过程上均具有不同特点（Kindt, 2018）。

但是专门研究这两种范式差异的神经影像学研究却很少见。有学者使用功能性磁共振成像证明了提取后消退干预之后，杏仁核的激活显著下降，效果可以持续 18 个月以上（Agren et al.，2012；Björkstrand et al.，2015）。Schiller 等人（2013）也证明提取消退区别于标准消退的独特特征是前者减少 vmPFC 脑区的参与。尽管如此，现有这些结果缺乏其他相关研究验证，提取消退的神经机制特点仍需要进一步探索。

在 vmPFC 脑区激活第二天的消退过程中，标准消退范式（no_PER 组）和提取消退范式（PER 组）间没有显著差别。另外，在提取消退范式（PER 组）中的消退过程当中，vmPFC-AMG 的功能连接也有没有显著变化。因此，本研究没有得到和 Schiller 等人（2010）的研究完全一致的结果。在提取消退研究领域，vmPFC 的作用近年来已得到了较为广泛的关注和讨论，而对 dlPFC 的作用则关注较少。事实上，最近已经有研究者指出，在干预再巩固范式的脑成像机制上，dlPFC 脑区的作用十分值得探索（Sevenster et al.，2018）。

10.4.3　vmPFC 和 dlPFC 在包含记忆再巩固和不包含记忆再巩固的消退中的功能存在分离

大量研究表明，vmPFC 在恐惧记忆的习得和消退记忆的提取过程中都是必要的，消退记忆的提取即在测试阶段的恐惧表达（Greco et al.，2016）。因此研究者认为，vmPFC 主要参与了消退记忆的巩固过程，而非消退学习过程。

本研究表明，在标准消退组（no_PER 组），vmPFC 的激活不显著，而 dlPFC 的激活非常显著，这提示 vmPFC 可能不参与消退学习或抑制性学习，与以往的结论一致。相反，dlPFC 则参与这一进程，这或许可以解释为形成新的抑制性的学习或安全学习的痕迹需要认知控制。然而，对于包含记忆再巩固的消退过程，无论是 vmPFC 还是 dlPFC，其激活都是降低的。

因此，仅仅说提取消退范式中 vmPFC 的激活减少是不准确的。因为 vmPFC 脑区无论在消退学习中还是在提取后消退中都不是必需的，而 dlPFC 在消退学习中是必须的，而在提取后消退中不是必须的。总而言之，本研究得到记忆激活之后的消退减少了 dlPFC 区域的参与，这可

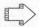

以看作传统消退范式和提取消退范式之间的重要区别之一。而本研究对 vmPFC 的分析表明，该区域不能被看作区分标准消退和提取消退的特征脑区，因为这两个过程都没有明显涉及 vmPFC。

10.4.4 与条件性恐惧中预期错误相关的神经信号位于视觉皮层和颞叶

预期错误的神经信号已经得到了广泛而深入的研究（D'Astolfo et al., 2017；Garrison et al., 2013），但是多集中在奖赏学习（reward learning）领域。在奖赏学习中，PE 的神经信号被证明位于中脑，如纹状体（striatum）和尾状核（caudate）。其中腹侧纹状体释放的多巴胺，被认为是预期错误的生理基础。有研究表明，在条件性恐惧学习中，该信号则位于初级视皮层和颞叶，如梭状回（FFG）、海马旁回（PHG）以及额叶某些区域，如 ACC（Gu et al., 2016）。本研究发现与 PE 的神经信号密切相关的脑区激活位于双侧 MOG、右侧 FFG、右侧 LG、右侧 IT 和左侧 STG，可见基本集中在初级视皮层和颞叶，这与先前的条件性恐惧 PE 的研究发现一致。但是没有发现尾状核和纹状体的显著激活，这可能反映了条件性恐惧中 PE 的神经机制和奖赏学习中是不同的。然而，目前很少有研究聚焦于 PE 在记忆再巩固的框架下的神经机制，也即当我们确认了预期错误在开启再巩固中的重要作用时，对 PE 的作用过程及其背后机制依然是不清楚的。根据研究结果本研究推测，产生的 PE 可能激活了视觉区域，这类激活有利于对初始恐惧记忆的提取。记忆去巩固的过程进一步减少了 dlPFC、ACC 和 IT 的参与，这不仅降低了在测试阶段恐惧记忆的表达，也从根本上改变了 CS-US 联结，即意味着初始记忆的更新。然而由于技术层面上的限制，PE 的作用机制仍然很难从本研究中得到直接证据，因此对该问题的澄清需要在未来结合不同学科的技术，从行为、脑成像和分子水平等多个层面上进行进一步探索。

另外，第三天消退过程中兴趣区分析的结果表明，PER 组的 vmPFC 和 dlPFC 脑区比其他两组有更显著激活。如前所述，vmPFC 和 dlPFC 是执行控制和工作记忆的传统区域，可以反映个体的整体认知功能。记忆再巩固的操作影响认知的理论假设认为，对再巩固过程的破坏减少了非适应性记忆，从而导致了认知能力的改进（Merlo et al., 2015）。研究者

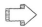

认为,由于与认知损害相关的恐惧记忆已被删除或更新,易感人群对于行为的积极反应的能力就相应地得到增强(Greco et al., 2016)。然而目前这一点还未得到研究的直接证明,本研究结果可以作为该理论假设的初步证据,但还有待未来研究进一步的探索。

最后,结合第三天的行为指标(皮肤电)和脑激活分析,本研究发现无预期错误部分提取组(no_PE+2/3R组)在行为层面上有更大的恐惧泛化倾向,而在消退过程中杏仁核(AMG)的激活更高,表现出恐惧较难消退的特点。这表明仅仅改变CSs,而没有改变CS-US连接的记忆提取,不仅无法通过提取消退消除恐惧记忆,而且可能造成初始恐惧记忆的保持和泛化。

以上这些发现具有重要的临床意义。在基于再巩固干预的治疗中,应该强调行为的结果而不是行为本身。重点是让患者接触与恐惧有关的最初或类似的线索,以激活恐惧记忆,并为他们提供一个安全的环境,避免可怕的结果再次发生。然而,由于方法和技术上的限制,本研究不能直接针对PE在破坏记忆稳定方面的功能机制,寻找这一答案还需要未来进行分子、细胞和突触层面的合作探索。①

---

① 本研究发表于2019年Cortex第121期292~307页。https://doi.org/10.1016/j.cortex.2019.09.003.

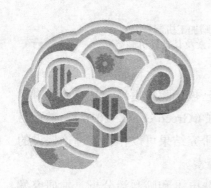

第 11 章 增进对预期错误在恐惧记忆更新中作用与机制的理解

　　在本书前面所述的 4 个研究的基础上，本章进一步分析预期错误这一变量，一方面对前述研究的主要结果加以讨论，另一方面对其在恐惧记忆更新中所起到的关键性作用的理解加以提升。

　　恐惧症（phobia）、焦虑障碍（anxiety）和创伤后应激障碍（post-traumatic stress disorders，PTSD）是我国常见的精神疾病类型，近年频发的各类自然灾害、突发性公共卫生事件等，容易给危机事件当事人和目击者造成不同程度的心理障碍。以消退训练为原理的暴露治疗是目前恐惧症和焦虑障碍临床治疗的主要方法之一，但其存在复发率较高的问题。研究表明，传统的消退训练没有消除或更新原有记忆，而是建立起一种新的安全记忆，与原始恐惧记忆相竞争，因而可能在多种情况下出现复发。近年来出现的以记忆再巩固（reconsolidation）理论为基础的恐惧记忆提取消退（retrieval-extinction）范式，被证明可以有效消除恐惧记忆并抑制其复发，其作用在于通过引发并干扰记忆去巩固（destabilization）状态，阻止其再次巩固（re-stabilization），从而达到破坏原始记忆联结的目的。但该范式的应用受限于再巩固的边界条件，即存在一些条件限制了记忆有效激活进入不稳定状态，其中记忆提取阶段至关重要的边界条件是预期错误（prediction error，PE）。因此，对于预期错误在恐惧记忆更新（包括消除和改写）中的作用及其神经机制的研究，对于此类理论难题的解决和促进实验室结果向临床治疗转化显得尤为重要。

11.1 错误驱动的学习理论与预期错误计算模型

11.1.1 错误驱动的学习（error-driven learning）理论

错误驱动的学习理论认为，刺激物所带来的强化物必须是让人感到惊讶的或不可预测的，个体才会形成学习。当某种行为引起了意料之外的结果，个体就会产生新的学习。如果实际结果完全符合预期，与脑中存储的原始记忆相吻合，个体就不会产生新学习；而如果已经习得的行为不再带有预期的结果，则该行为就会消退（Schultz，2000）。预期结果与实际结果之间的差异或不匹配（mismatch），被称为预期错误（PE）。因此，学习本质上是一个由"错误"驱动的过程。

体现这一学习原理的包括条件反射作用中著名的阻碍（blocking）现象。例如，当一个声音多次以匹配食物的方式出现时，仅呈现声音也会引起动物的唾液分泌，表明已经形成了声音－食物联结。而如果此时在出现声音的时候再配合灯光，即声音和灯光同时出现来跟随食物，那么在形成"声＋光"－食物的联结之后，仅仅呈现灯光刺激，就不会引起唾液分泌，说明并未形成灯光－食物联结。因为基于先前的学习，声音呈现已经能够单独预测食物，在后续学习中凭借这一经验也足以预测当下的强化物和预期完全相符，因而其他与之相匹配的刺激出现并不能引起新的学习，新联结或修改原有联结都不会发生（Schultz et al.，1997）。

在恐惧消退学习中，当原本引起负性结果的条件刺激（conditioned stimulus，CS）不再预测负性结果时，个体会逐步形成一种 CS 匹配安全信息的记忆，体现出个体面对不断变化的环境的一种适应性。由此可见，消退学习或安全学习中的一个重要因素就是预期的变化。当预期和结果非常一致时，个体原先的经验可以充分发挥作用，新的学习就不会发生。只有当预期和结果出现不一致，即个体发现原先的经验对当下的环境已不再起作用时，才会出现学习的动力。在该理论下，PE 对恐惧习得和消退等过程都有重要作用，是学习产生的基本驱动力。

11.1.2 预期错误的理论模型

预期错误的经典计算模型主要包括三类，分别是 Rescorla-Wagner

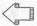

模型、Pearce-Hall 模型以及时间预期错误（temporal difference，TD）模型。这三类模型既是预期错误模型，又是关于学习的模型（model of learning）。

根据 Rescorla-Wagner 模型（简称"RW 模型"），在条件化学习中，学习由实际的无条件刺激（unconditioned stimulus，US）强度与预期 US 强度之间的错误信号来控制。将实际 US 列为 λ，预期的 US 列为 ΣV（表示所有 CS 跟随 US 的联结强度 V 的总和），则错误信号即可列为 $\lambda - \Sigma V$。那么在这一条件下反映在联结强度中的突触修改和变化学习规则就可以用以下方程表示，S 为学习率：

$$\Delta V = S(\lambda - \Sigma V) \tag{11-1}$$

根据 Pearce-Hall 模型（简称"PH 模型"），学习只会在强化物令人惊讶（surprising）的时候发生。这一模型使用的是 RPE 的绝对值，其计算方法与未标记的 RPE（unsigned RPE，指 PE 不区分正性和负性）一致。PH 错误信号会调节个体分配给每个条件化中试次的注意的多少。如果将注意大小列为 α，它在这个 CS 试次（n）上的量是与上一个试次中预期错误的大小成比例的，可以通过下面的方程来表示：

$$\alpha_n = |\lambda - \Sigma V|_{n-1} \tag{11-2}$$

这一模型下突触可塑性修改或联结强度变化的信号则可以表示为

$$\Delta V = \alpha_n S \lambda \tag{11-3}$$

如果在上一个试次中 CS 对 US 的预期效力很低，则 α 就会较大，那么突触可塑性修改的动力就强；反之 α 就小，则当前试次中联结强度变化的动力就低。

根据时间预期错误模型，当对在两个时间点（t，$t+1$）上出现奖赏的预期变化时，学习也会发生。TD 模型的计算原理与前两种 PE 模型不同，它并非计算实际 US 和预期 US 之间的错误信号，而是将预期 US 强度和实际 US 强度加起来（时间 t 上的），进而比较这一总和的正面价值和前一时刻上预期的 US 强度，因此 TD 模型中的错误信号可以表示为以下方程：

$$\Delta V = S(\lambda_t + \Sigma V_t - \Sigma V_{t-1}) \tag{11-4}$$

其中，t 和 $t-1$ 是两个连续的时刻，因此 TD 被定义为实际的或预期的 US 强度或者二者之和，超过了之前这个时间点上所预期的 US 强度（Ergo et al.，2020）。

不难看出，这 3 类学习模型各有侧重，PH 模型不区分预期错误的方向，只考虑绝对差异；RW 模型将实际强化物与预期差异的方向考虑在内，考虑大于预期或小于预期的情况，区分 PE 的类型，同时强调外部强化的作用；而 TD 模型则重视内部强化与强化出现的时间点，认为时间信息可以传递预期错误，扩展了 PE 的范围和形式。这 3 种理论尤其是 RW 模型和 TD 模型对于预期错误驱动的学习与记忆研究产生了深远的影响。

11.1.3 预期错误的类型

总结以往研究可以发现，PE 在不同的学习模型下有不同的分类，主要包括以下几种：

第一，奖赏性预期错误（reward prediction error，RPE）和惩罚性预期错误（punishment prediction error，PPE）。在操作性条件反射（operational conditioning）学习中，PE 根据行为的结果效价（valence）分为两种类型：奖赏预期错误和惩罚预期错误。Schultz（1997）指出，奖赏（reward）是一种操作性概念，用以描述赋予一个物体、一个行为动作或一种内在物理状态的积极属性。与刺激相关联的奖赏价值是一种非刺激本身属性，不是天然具有的属性。这两类 PE 中，RPE 信号与中脑多巴胺（dopamine，DA）系统密切相关，而 PPE 信号通路则被认为与精神障碍相关。尤其是 RPE 与中脑多巴胺能神经元（dopaminergic neuron）的关系，得到了大量研究的验证（Colombo，2014；Kim et al.，2014；Papalini et al.，2020；Starkweather et al.，2017）。

第二，正性预期错误（positive PE）和负性预期错误（negative PE）。在以巴甫洛夫经典条件（Pavlovian conditioning）反射为基础的条件性恐惧学习中，根据实际出现 US 与预期 US 的相对大小，可以分为正性 PE 和负性 PE 两种。前者通常指实际出现的 US 比预期的更大而产生的 PE，后者指实际出现的 US 比预期的更小而产生的 PE，包括 US 缺失（absent）。负性 PE 可以通过增大预期或者降低 US 强度来达成，其中最简单的一种模式就是消退，表现在消退过程中 CS 单独出现却没有跟随 US。

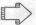

有研究者认为，正性 PE 导致恐惧学习，负性 PE 导致恐惧消退。也有学者认为，实际产生的强化强度小于原始强化物的情况下，也会产生负性 PE（Rescorla et al.，1972）。为了提升恐惧消退效果，一个可能的策略是使 PE 最大化。负性 PE 越大，学习的动力越强；随着预期的逐步调整，PE 逐步减小而趋近于 0 时，学习也会逐渐完成直到停止，达成某种习得。

第三，有标记的预期错误（singed PE）和未标记的预期错误（unsigned PE）。按照有无标记（sign），可以将预期错误分为两类。标记通常指数字前的符号（+、-），用在 PE 中表示预期错误的效价，对应正性或者负性（Ergo et al.，2020）。如果明确表示出实际出现的结果比预期的更大或者更小，则属于有标记的 PE（SPE）；如果仅仅表示实际结果与预期的不同、不匹配，而没有明确方向的话，则属于未标记的 PE（UPE）。研究发现，这两类预期错误具有不同的神经基础和加工机制。按照 PE 的 3 种计算模型，RW 模型和 TD 模型中学习的规则都依赖于 SPE。如果 SPE 的方向为正，则多巴胺释放增多，若方向为负，则多巴胺消耗减少。

对比奖赏性 PE 和正性 PE、惩罚性 PE 和负性 PE，发现两者从属的记忆模型不同，含义也有差别。奖赏性 PE 和惩罚性 PE 多见于工具性条件反射模型（instrumental conditioning），根据行为引发的结果属性来区分。而正性 PE 和负性 PE 多见于巴甫洛夫经典条件反射模型（Pavlovian conditioning），缺乏操作性行为，根据 CS-US 的关系进行界定。预期 CS 会跟随 US，结果却没有出现；或实际出现的 US 比预期的小，属于负性 PE。而预期 CS 不会跟随 US，结果却出现 US；或实际出现的 US 比预期的大，则属于正性 PE。因此，理论上存在奖赏性的负性 PE 或惩罚性的正性 PE 的可能性。最后，有标记的 PE 和未标记的 PE 则是在不区分具体学习模型、仅就有无方向进行的分类。

11.1.4 预期错误与其他类型显著性的关系

出于进化的原因，个体的注意会被显著的或凸显的刺激所吸引，这种情况统称为显著性（salience）。显著性是一个宏观概念，从本质上来说，任何类型的 PE 都具有显著性。研究者认为，不同类型的显著性体现了对刺激的不同加工深度（Diederen et al.，2021）。由于显著性的概念涵盖多种类型，包括物理显著性、惊讶、新异性和不完整线索等，近年来出现在相关文献中容易引起混乱，因此有必要将这些相关概念及其作用加以澄清。在从属关系上看来，显著性包括新异性、效价评估、稀有性和其他显著性。其中，新异性又包括物理显著性、惊讶（即意外的新异性）和非意外的新异性等，惊讶对应了未标记的预期错误（UPE），效价加工对应标记的预期错误（SPE）。

这些不同类型的显著性之间遵循两种逻辑关系：第一，依次属于信息加工的不同阶段。个体对刺激的加工，经历了感觉信息输入、对刺激结果的初步知觉、对刺激引发或伴随的强化物的效价加工与评定等环节，这三个方面都可能存在显著性信息。第二，对应着中脑多巴胺短暂增强或大量释放的不同情况。

1. 物理显著性（physical salience）

感觉输入上存在显著性的物理刺激被证明可以引起极为迅速的多巴胺神经元的相位兴奋（phasic），响应速度可达 50 ~ 110 ms，如 VTA 中多巴胺能神经元对光刺激的响应。由于这一短暂时间不足以引起细节的加工、识别与评估，因而一般认为物理显著性与作为结果的奖赏或强化物没有直接关联，尽管物理显著的刺激存在得到强化的可能性。也有学者认为，物理刺激显著性本身就是一种强化，因为存在进化上的优势，可以让个体尽快识别可能的危险物等（Diederen et al.，2021）。

2. 惊讶（surprise）

一般认为，惊讶是包含结果属性的，而不仅仅是像显著性一样单纯地感觉输入信息。但是惊讶不包含效价，仅仅表示实际出现结果与预期存在差异，也就是说这一结果属性不带有正性或负性的方向，因此是一种未标记的预期错误（UPE）。有研究证明，惊讶在脑中的加工区域和有标记的预期错误（SPE）存在不同，前者在脑中主要激活前额叶上部，而后者主要加工区域在纹状体或中脑区域。因此，一些研究中会将惊讶与PE 等同，考察其引发记忆不稳定状态的效果（Sinclair et al.，2018）。

3. 新异性（novelty）

物理显著性和惊讶都属于新异性，而新异性又是显著性中的一种；与新异性相比，显著性是一个更广泛的概念。通常在面临新异刺激时，多巴胺神经元会增加，而一旦新异性刺激变得熟悉了并且没有得到强化，则多巴胺释放就会因习惯化而减少。人类功能性磁共振（functional magnetic resonance imaging，fMRI）研究证明，脑中的黑质（substantia nigra，SN）/VTA 区域对新异性刺激有反应，而其他类型的显著性，如稀有性（rareness）和负性情绪等，都不会引起此区域的反应。对于新异性的加工包括早期识别和后期加工，两个过程受到多巴胺的影响不同。最后，新异性并非在所有情况下都会引起多巴胺释放。研究发现，只有当这一新异性是意外（unexpected）的时候，才会引起多巴胺释放，这一情况类似于预期错误（Diederen et al.，2021）。

　　基于上述研究及整合前人模型（Schultz，2016），可以使用图 11-1 清晰地表示这些概念之间的关系和各自作用的阶段。

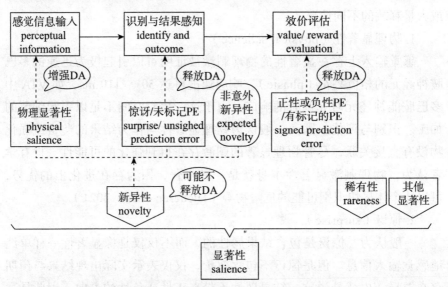

图 11-1　显著性相关概念关系示意图

注：显著性包括了刺激的新异性、效价评估、刺激稀有性和其他显著性。其中，新异性又包括物理显著性、惊讶（即意外的新异性）和非意外的新异性，而只有意外的新异性才会引发多巴胺的释放。如果仅有物理显著性而与结果无直接关系的话，则仅能引起多巴胺短暂增强，不足以引起释放。而预期错误（包括 UPE 和 SPE）则主要涉及识别与结果感知或效价评估过程。

　　最后值得一提的是不完整线索（incomplete reminders）的概念。近年来，有研究者试图使用"不完整提取线索"来整合联结记忆（如条件性恐惧记忆）与陈述性记忆再巩固的相关研究（Sinclair et al.，2019）。在陈述性记忆中，研究发现使用初始学习的刺激作为线索进行提取时，线索后续内容缺失或改变，会造成先前的记忆更容易被提取后的学习内容所干扰，证明预期错误在陈述性记忆再巩固过程也发挥了关键作用。研究者认为，这两类记忆要成功使用再巩固干预，都需要在提取阶段使用不完整线索，其本质上也属于预期错误（Sinclair et al.，2019）。

11.2　预期错误在条件性恐惧记忆更新中的作用

11.2.1　预期错误在恐惧习得与消退中的作用

预期错误被认为是恐惧习得过程的必要因素，正是从 CS 后没有强化物到实际出现强化物这一变化，介导了恐惧学习（Furlong et al.，2010）。如上文所述，中脑导水管周围灰质（periaqueductal gray，PAG）被认为是 PE 介导的恐惧习得神经环路的组成部分。最近有研究进一步考察了腹外侧导水管周围灰质（ventrolateral periaqueductal gray，vlPAG）与恐惧条件反射形成的因果关系。在大鼠中使用威胁性的 CS 匹配固定电击和不确定线索匹配一定比例电击这两种差别化程序进行习得，而后者正是通过 PE 来进行学习的。结果发现，电击引起的反应与 SPE 变化相一致，且抑制 vlPAG 会导致后续实验中恐惧反应减少，表明 PE 是在不确定的情况下保持恐惧反应的必要条件，二者具有因果关系（Walker et al.，2020）。这一结果也符合 PE 和学习关系的既往结论（FernandezBoccia et al.，2016）。

而在消退过程中，根据 RW 模型，恐惧消退中预期的 CS-US 和实际发现的 CS-US 的不匹配越大，新学习出现的可能性越大（Rescorla et al.，1972）。在消退学习中，不跟随 US 的 CS+ 的出现，会造成两种可能的结果：恐惧激活和恐惧消退。一次或最初的 CS+ 呈现仅对原恐惧记忆进行提取，个体表现出恐惧反应；而当多次重复出现 CS+ 均不匹配 US 时，就会形成抑制性记忆联结，原有的恐惧反应就会降低。这一过程中被试对预期的调整起到了关键作用。预期和结果不匹配的出现促使个体有了建立新的记忆联结的需求，因此可以认为是 PE 引发了最初的恐惧消退，负性预期错误是成功消退的缘起。

近年来，Gershman 等（2017）提出的基于结构学习（structure

learning）机制的记忆修改的计算模型认为，标准的恐惧习得和恐惧消退导致了两种记忆联结的形成：CS-US 和 US-no US。其中 PE 有两种作用：一方面作为一种联结性学习的信号指导个体调整 CS-US 的联结权重（weights）；另一方面作为分割信号指示一个新的潜在原因（latent cause）在何时开始活跃。在习得过程中形成的 CS-US 关系的预期使得动物在消退学习中会经历对预期的违背，即产生 PE。产生的 PE 可以通过两种途径来减弱，一是通过对原有 CS-US 联结的去学习（unlearning）或遗忘，二是将消退试次分配到一个新的潜在原因上。有研究者认为，在 PE 产生之初，对少量潜在原因的简单偏向有利于遗忘；而随着消退进程的加深，PE 的持续累积最终导致一个新的潜在原因升高，最终产生了 CS-no US 联结（Gershman et al., 2017）。

目前，无论是动物还是人类模型，人们对 PE 在消退学习中的神经机制的研究还较少，一般认为这一过程涉及的主要脑区在海马（hippocampus，HIP）、腹侧被盖区（ventral tegmental area，VTA）。尤其是 HIP-VTA 回路在基于强化的记忆编码中起到了重要作用，但是这一环路在人类恐惧消退中的作用还有待证实（Sevenster et al., 2018）。另外，预期错误在恐惧消退中的作用受到诸多因素的调节，目前已知的包括睡眠尤其是快速眼动睡眠的作用，以及压力荷尔蒙的作用等。在神经递质方面，大量研究证明了中脑多巴胺神经元的活跃程度代表了实际结果比预期更好或更差的程度（Schultz, 2016；Schultz et al., 1997），而恐惧记忆消退中负性 US（如电击）的缺失可以视为一种比"预期更好"的结果（Raczka et al., 2011；Thiele et al., 2021）。

11.2.2 预期错误在恐惧记忆再巩固中的作用

1. 预期错误是记忆去巩固的重要边界条件

记忆再巩固理论认为，对于已进入稳定状态的长时记忆，在使用线索进行提取激活之后，会重返不稳定状态，变得容易受到干扰，需要经历一定的过程才能重新稳定，这一阶段被称为记忆的"再巩固"。该理论指明对记忆进行修改有两个关键窗口：巩固或再巩固。一系列研究证实了再巩固这一阶段的独立性以及干扰再巩固以消除恐惧记忆的可行性（Alberini et al., 2006；Duvarci et al., 2004；Lee et al., 2006；

Nader et al.，2000）。在记忆再巩固的行为干预范式上，Monfils（2009）和 Schiller（2010）先后在动物和人类中证明，记忆提取后实施消退训练，可有效消除恐惧记忆并且抑制恐惧返回，被称为"提取消退"范式（retrieval-extinction，RE）。一个典型的 RE 包含连续三天实验，第一天建立 CS-US 记忆；第二天呈现一个 CS 进行记忆激活，10 min 后进行消退；第三天测试恐惧复发程度（Chen et al.，2021；Schiller et al.，2010）。近年的研究发现，记忆再巩固过程还可以进一步细分为去巩固（destabilization）和再次巩固（restabilization）两个阶段（Elsey et al.，2017；Faliagkas et al.，2018）。只有通过提取使得先前的记忆再次变得不稳定，才具有更新（消除或改写）的可能性，这一过程称为去巩固，进入这一状态的条件称为记忆再巩固的边界条件（Zuccolo et al.，2019）。因此，记忆唤醒和打开恐惧记忆再巩固窗口是保证恐惧消退效果、阻止恐惧返回的两个必不可少的前提条件。

预期错误作为一种对预期的违背（violation of expectation），长久以来在奖赏学习（reward learning）领域得到了深入细致的研究，但在记忆再巩固理论框架内，直到近几年才发现记忆提取阶段的 PE 对于开启再巩固的特殊意义。2009 年，研究者 Lee 撰文指出，在记忆再巩固过程中，惊讶或者预期错误可能具有潜在的作用。随后，Kindt 团队在 2012 年前后的一系列研究，首先在人类被试中证明了条件性恐惧记忆激活时的预期错误是记忆进入不稳定状态的必要条件（Sevenster et al.，2012，2013，2014），引发了国际上对 PE 的高度关注和后续研究。目前已证明多种形式的 PE 都可以成功开启记忆再巩固，包括 TD、学习规则的 PE、US 次数 的 PE 等（Chen et al.，2020；Díaz-Mataix et al.，2013；；Li et al.，2019；Li et al.，2017；Sevenster et al.，2013，2014）。PE 的作用在人类和动物被试中得到了类似的结论，并在成瘾记忆、陈述性记忆等不同记忆类型中得到验证，因而被认为是一种记忆更新过程的共通性的成分（Fernandez et al.，2016；Forcato et al.，2007；Das et al.，2018；Sinclair et al.，2019）。新学习的启动必须以出现新异性信息为驱动力，在环境中没有有意义的新信息存在的情况下，记忆神经元的突触可塑性保持在关闭状态，不会产生新的树突及神经元之间的联系；只有当出现新信息并且与个体的适应相关、具有生存意义的时候，神经元的突触可塑性才能被激发，从而产生新的树突以及出现神经元之间联结强度的变化，这一活跃状态需要新的蛋白质合成才能够再次稳定下来（Díaz-Mataix et al.，2013）。

Sevenster 等人在 2013 年报告了可以使用预期错误来引发记忆再巩固，在这一研究中，PE 被定义为恐惧习得阶段和提取阶段内容的不匹配，在提取阶段分别形成无预期错误（no PE）、正性预期错误（positive PE）和负性预期错误（negative PE）3 种条件。其中无预期错误（no PE）是指记忆提取阶段实际出现的 CS-US 匹配关系符合预期，即与习得阶段的情况一致。利用普萘洛尔（propranolol）来验证是否经历了记忆再巩固，结果发现两个 PE 组都经历了记忆再巩固，而无 PE 组则没有进入再巩固（Sevenster et al.，2013）。为进一步检验预期错误在记忆再巩固中的作用，研究者使用不同的 PE 产生方式在提取消退范式中进行考察。Díaz-Mataix 等人使用 TD 进行提取，比较第三天记忆测试的恐惧复发情况的差异，发现 TD 组成功地通过提取消退抑制了恐惧复发，而无 TD 组则有明显的恐惧返回，从而证明了（时间性的）预期错误是启动记忆再巩固过程的必要条件。

在前人研究的基础上，本研究在提取消退范式中使用复合刺激模型建立条件性恐惧，验证了正性、负性 PE 在复合恐惧记忆中激活记忆的效果（陈伟 等，2018），以及对比了提取阶段的 CS 新异性（CS novelty）和 CS-US 新异性（PE）在开启记忆再巩固上的区别（Li et al.，2019）。结果发现，正性 PE、负性 PE 在开启再巩固过程上起到的作用是一致的，实际出现的 US 大于或小于原有 US，都可以引发个体更新原始 CS-US 联结的需求；但仅有 CS 新异性不足以开启记忆再巩固，CS-US 新异性即预期错误是激活记忆进入再巩固的关键因素和必要条件。

2. 预期错误的量（degree）决定了记忆能否进入不稳定状态

PE 既是恐惧消退过程的关键因素，也是记忆进入再巩固的必要条件。然而这两个过程（记忆更新和新学习）是截然相对的，记忆提取的操作在特定的实验设置下可能引起二者之一，或二者的中间过程（limbo state）（Faliagkas et al.，2018），因而包含 PE 的记忆提取能否引发记忆再巩固就成为一个关键的问题。研究表明，PE 对于再巩固的触发而言属于必要但不充分条件。在提取包含 PE 的情况下，能否成功引发记忆去巩固，还涉及 PE 的量（degree）的问题。Sevenster 等人（2014）根据 PE 量的不同创设了 3 种记忆提取条件：不包含 PE 的提取（no PE）、包含单个 PE 的提取（single PE）、包含多重 PE 的提取（multiple PE），以探究其对于开启记忆再巩固的效果。结果发现，无 PE 和多重 PE 条件下，第三天的恐惧测试中均有明显复发；只有单个 PE 提取条件下，没有出现恐惧复发。该研究首次将 PE 的量作为衡量记忆是否能够进入再巩固的重要因素加以研究，对 PE 在记忆再巩固中的作用研究具有重要启发。我们进一步将这一范式由药物干预迁移到行为干预，得到了和药物干预相一致的结果（陈伟 等，2018）。近年来，在陈述性记忆领域，有研究使用自信心评分结合反馈的方式量化 PE，取得了一定的进展（Pine et al.，2018）。但目前在条件性恐惧的研究中，PE 的量化仍停留在较为粗略的分类层面上。也是从这些研究开始，从质性到量化考察预期错误在记忆更新中的精细作用，成为此类研究进展的重要标志。

3. 记忆去巩固所需预期错误的量与原始记忆强度有关

近年来，研究者开始注意到记忆再巩固的两类边界条件不是各自为政的，而很可能是共同影响记忆提取的效果，因此记忆本身边界（如记忆强度）与提取边界的交互作用逐渐得到关注。两类边界条件交互作用的研究不仅有利于探明边界条件影响提取消退的作用机制，同时可以为改进实验范式、探索新的临床治疗方法提供依据。PE 作为提取边界条件，其开启记忆再巩固的作用是否会因记忆强度的不同而不同？记忆去巩固所需要的 PE 的量是否因记忆强度的增大而增多？这些都是非常值得探索的问题。近年来，笔者在人类被试中探索了不同强度的条件性恐惧记忆在记忆激活过程中是否需要不同程度的 PE 以引发记忆去稳定。研究使用 RE 范式，在习得阶段，使用可预期的（predictable）的电击出现时刻建立 CS- 可预期 US 联合以形成较弱恐惧，使用不可预期的（unpredictable）电击出现时刻建立 CS- 不可预期 US 联合以形成较强恐惧记忆（Amadi et al.，2017）。在提取阶段，考察 3 种提取方式（单个 PE、多重 PE 提取和单次 CS 伴两个 US 缺失提取）引发记忆去巩固的效果。结果发现，使用单个 PE 的提取消退可以防止可预期 CS-US 恐惧记忆复发，但不能阻止不可预期 CS-US 恐惧记忆恢复，说明单个 PE 不足以使较强恐惧记忆去巩固。对于多重 PE 提取和单次 CS 伴两个 US 缺失提取而言，实验发现两种方法均抑制了恐惧记忆的自发恢复，但仅在多重 PE 组中抑制了恐惧记忆的重建，提示强恐惧记忆可能需要更多的 PE 才能破坏恐惧记忆的稳定。诱发记忆不稳定所需要的提取中 PE 的量取决于恐惧记忆的强度（Chen et al.，2020）。

笔者在另一项研究中再次考察了 PE 在不同强度恐惧记忆下的作用，并基于谷氨酸能（glutamatergic neurons）在激活突触可塑性方面的作用，探索了较高强度恐惧记忆下提取后急性应激对于开启再巩固的可能作用。结果发现，对于一般强度恐惧记忆，单个 PE 提取后消退可显著抑制恐惧自发恢复；而单个 PE 提取不能有效激活较强恐惧记忆，在第三天测试时会有明显的复发现象。而如果在提取后施加外源性急性应激，则会进一步增大恐惧恢复。研究结果体现了 PE 作为边界条件的变动性：PE 的需求量可能根据记忆强度的变化而有所不同（李俊娇 等，2021）。但由于上述两项研究均没有直接验证高强度恐惧记忆去巩固是否需要一个更大的 PE，这一点还有待未来研究继续探索。

总之，预期错误或者提取阶段的新异性信息，在记忆由稳定状态到经由突触可塑性实现的记忆不稳定状态的过程中发挥了重要的作用。提取线索 CS 之后出现的 US 大于或小于原有 US，都可以引发个体更新原始 CS-US 联结记忆的需求。但是 PE 所起的具体作用，引发的是记忆去稳定、消退还是中间状态，还需要结合记忆本身边界条件确定。基于这些研究，在前人模型的基础上（Elsey et al.，2017），本研究进一步提出了提取边界条件和记忆条件相整合的恐惧记忆再巩固作用模型，如图 11-2 所示。

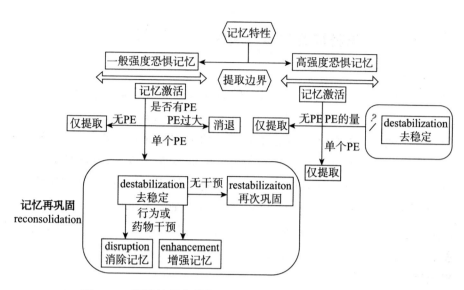

图 11-2　提取边界条件与记忆条件整合的记忆再巩固模型

　　注：恐惧记忆本身特性（如强度）与记忆提取的边界条件（如预期错误）存在交互作用，在一般强度恐惧记忆中，单个 PE 可以引起记忆激活进入再巩固，进而采用干预手段进行记忆的改写；而 PE 过大则会引起消退过程。然而在高强度恐惧记忆中，单个 PE 无法激活原始记忆引发去巩固，激活记忆进入再巩固状态需要的 PE 的量目前大部分是未知的。

11.3　预期错误在恐惧记忆更新中的神经机制

　　由于预期错误的重要作用，无论是基础研究还是临床应用上都亟待一种可操作的指标来衡量 PE 的出现（陈伟 等，2020）。研究者指出，人类实验相比于动物研究的优势在于可以对 US 预期进行口头汇报（Sevenster et al., 2018）。对 US 出现可能性的报告——US 主观预期，可以作为衡量 PE 出现与否的外显指标之一。但 PE 作为一种内在过程，其外显指征依然是有待探索的难题。这一难题的解决应建立在对于多个层面机制的理解之上，然而目前 PE 在记忆再巩固过程中作用的神经机制的研究尤为缺乏（曹杨婧文 等，2019）。需要指出的是，PE 的产生机制与作用机制是不同概念。尽管预期错误本身的神经信号以及对应的分子机制已积累了大量研究结果，尤其是在奖赏学习领域得到了深入研究，但是对于开启记忆再巩固的这一作用的神经机制和分子机制的研究还很少，有待进一步研究阐明。

11.3.1 神经环路与参与脑区

1. 杏仁核

前人研究表明，由于 CS、US 的时间关系变化引起的突触可塑性的改变体现在杏仁核外侧核（lateral nucleus of amygdala，LA）中。在人类和非人类哺乳动物的条件性恐惧和成瘾研究中均显示了杏仁核在探测预期错误过程中的作用。杏仁核对意外的时间性变化或未预料到的事件做出反应。Belova 等人（2007）在哺乳动物中的研究表明，杏仁核的神经元会在强化学习中对意外出现的奖赏或负性刺激做出反应，而意料之中的刺激则不会。而且可能存在不同的杏仁核神经元族群，一类对引发唤醒和注意的意外刺激本身反应，一类专门对于行为的效价（奖赏或惩罚）做出反应。

另一项与惊讶或 PE 相关的研究，在建立了光线－声音的联结性学习之后，使用免疫化学方法中 Fos 蛋白（即刻早期基因 c-fos 基因的表达产物，与学习过程密切相关）表达作为因变量，追踪其在惊讶组（光线后不再固定地预测声音）和一致组（光线刺激始终可以预测声音）中的表达发现：在惊讶出现的时刻，在中央杏仁核（central nucleus of the amygdala，CN）中检测到 Fos 蛋白表达增加，在一致组检测到在基底外侧杏仁核（basolateral amygdala，BLA）中的 Fos 蛋白表达增加。这也提示杏仁核的不同区域可能在 PE 的作用机制中具有不同作用（Bucci et al.，2007）。

2. 腹外侧导水管周围灰质（vlPAG）

以往研究表明，导水管周围灰质（PAG）参与了预期错误计算的过程，其神经活动与 PE 的大小相一致（Roy et al.，2014）。最近又有研究使用有标记的预期错误（SPE）考察了腹外侧导水管周围灰质（ventrolateral periaqueductal gray，vlPAG）在不确定性驱动的恐惧记忆更新中的作用。对大鼠的研究表明，恐惧辨别中 vlPAG 区域单个神经元的活动与 SPE 一致并更新了后续的恐惧记忆。抑制 vlPAG 的操作可以减弱后续对不确定性线索而非威胁性线索的恐惧。该研究提示 vlPAG 可能是 SPE 计算的中心，并与恐惧记忆更新具有因果关系（Walker et al.，2020）。

关于 vlPAG 的作用方式，研究者认为很可能跟中脑 VTA 有关，研究发现 vlPAG 会发送兴奋性或抑制性的信号到 VTA，VTA 作为已知的动机与强化的加工关键区域，接受来自 vlPAG 的 γ - 氨基丁酸（γ-aminobutyric acid，GABA）或谷氨酸递质输入，产生正性、负性 PE 信号，并进一步引发行为改变（Waung et al.，2019）。

3. 海马体

基于海马体在记忆提取过程的重要作用，其在记忆再巩固中的潜在功能受到关注。有学者在一些其他类型的记忆，如认知任务的内隐或外显联结记忆的脑成像研究中证明了海马体的作用（Duncan et al.，2009；Kumaran et al.，2006；Long，Lee et al.，2016）。而对于条件性恐惧中由 CS 呈现后 US 的缺失带来的负性预期错误的神经信号，被认为同样包括海马体（Spoormaker et al.，2011）。

新技术助推了神经机制的研究，在啮齿类动物中使用光遗传技术，可以精确地打开或沉默某些特定的海马神经元来研究其在恐惧条件化学习中的作用。研究者通过光遗传技术直接激活海马体的齿状回（dentate gyrus，DG）和 CA1 区域，在小鼠中成功地建立起虚假的背景性恐惧记忆（Ramirez et al.，2013），证明了海马在记忆激活中的作用。同样，利用光遗传手段，研究者发现海马与新皮层之间存在紧密关联，沉默海马神经元引起的记忆提取失败可以通过激活新皮层神经元来恢复（Cowansage et al.，2014），说明在记忆提取过程中海马和新皮层具有交互作用。研究者推测，海马在处理抽象的、高阶的预期错误中具有主要作用；推测在 CA3 区产生预期结果并输送到 CA1 区和来自新皮层的感觉信息输入进行比较，进而在海马体产生匹配（match）和不匹配（mismatch）的信号（Vinogradova，2001），而后者就是 PE。

因此研究者认为，海马体在记忆提取和在线预期生成中均有参与，而海马 - 新皮层的交互作用在记忆提取和预期过程中是截然不同的。通过 PE 的作用，各类神经递质在决定是记忆提取还是预期更新占主导优势地位的过程中发挥了关键作用（Barron et al.，2020）。

4. 前额叶皮质

前额叶皮质（prefrontal cortex，PFC）在恐惧记忆加工中始终扮演着重要角色，前额叶皮质的不同亚区参与了恐惧记忆习得、巩固、消退等各个阶段，但 PFC 在传统消退和提取消退过程中的作用存在显著差异。一项以时间性的预期错误（TD）为模式的人类 fMRI 研究发现，由预期结果缺失导致的负性 PE 信号与腹内侧前额叶（ventromedial prefrontal cortex，vmPFC）、背外侧前额叶（dorsolateral prefrontal cortex，dlPFC）以及左侧眶回（left orbitofrontal cortex，LOFC）等的激活有关（Spoormaker et al.，2011）。而在 RE 范式中，对人类被试进行的恐惧记忆消退的 fMRI 研究表明，在记忆提取阶段使用 PE 进行提取，显著造成了之后的消退过程和不包含 PE 提取的消退过程的脑激活模式差异，具体表现为前者的消退过程中减少了颞下回（inferior temporal gyrus，IT）和背外侧前额叶（dlPFC）脑区的激活，并显著减少了 dlPFC-ACC（anterior cingulate cortex）、IT-dlPFC 的功能联结（Li et al.，2019）。而之前另一项未明确操纵 PE 的人类恐惧记忆提取消退 fMRI 的研究，则发现提取消退和标准消退的机制区别是前者显著减少了腹内侧前额叶（vmPFC）的参与（Schiller et al.，2013）。在该研究中，提取试次为单个 CS 不跟随 US，没有具体操控 PE，但由于伴随的 US 缺失，或可视为一种隐含的 PE。由此可见，前额叶皮层及其亚区在 PE 开启再巩固中扮演了重要角色，但目前人类研究仍较少，其发挥的具体作用还有待研究的进一步发掘。

基于在该领域中行为和脑成像层面的人类研究和参考前人研究结果，我们提出了前额叶皮质及相关脑区在人类预期错误驱动记忆更新过程的作用模型（见图 11-3）。

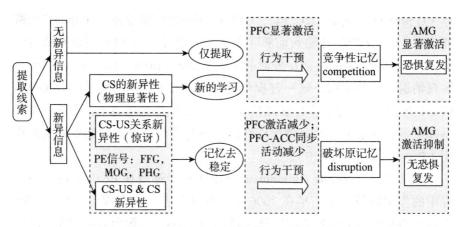

图 11-3　前额叶皮质及相关脑区在预期错误驱动记忆更新过程中的作用

注：在提取边界条件上，提取阶段是否存在 CS-US 关系的新异性是进入再巩固的必要条件，而仅有 CS 的新异性则引发新的消退学习。消退学习即传统消退与提取消退在激活脑区上存在显著差别，集中体现在前额叶皮质尤其是背外侧前额叶（dlPFC）区域。提取消退过程中 dlPFC 和颞下回的激活显著降低，同时 dlPFC 与前扣带回等脑区的功能联结显著下降；相反在传统消退过程中 dlPFC 有显著激活。

11.3.2　环路中的神经调节

各种神经递质（neurotransmitter）与 PE 的作用有着密切关联，基于错误的学习受到神经系统中特定神经递质的重要调节，其中最显著的就是多巴胺能。多巴胺神经元由于会对意外结果做出直接的显著反应，而被认为与记忆更新和去巩固有关。中脑多巴胺会在正性 PE 条件下增多，在无 PE 条件下没有变化，以及在负性 PE 情况下减少。和中脑 VTA 中的多巴胺消耗的模式不同，在 BLA 中对 PE 的反应是不分效价的（Schultz，2016）。

近年来的研究还揭示，中脑多巴胺除了会对意外出现的奖赏刺激做出反应之外，还会对惩罚刺激的意外消失做出反应，从而在恐惧记忆消除的研究以及以此为基础的暴露疗法改进上提供了重要启示（Hernandez et al.，2018）。Papalini 等人（2020）提出，PE 及其引发的中脑多巴胺对恐惧记忆消退的影响，从分子机制到行为层面的临床治疗可以分为以下三步：①作为结果的负性刺激（US）的缺失引起 PE 在中脑纹状体的伏隔核（nucleus accumbens，NAcc）/VTA 区域引发多巴胺燃烧。②该 DA 信号驱动新的安全记忆产生，这一过程主要涉及 D2R（G 蛋白偶联受

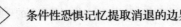

体（G protein-coupled receptor，GPCR）中的 D2 类受体）介导的多巴胺能信号。DA 从中脑传输到前额叶皮质，一方面在 vmPFC 更新对威胁的负性预期，另一方面可能在外侧前额叶（lateral prefrontal cortex，IPFC）实现消退记忆的提取，这一过程可能涉及 PFC 和海马中的 D1R（GPCR 的 D1 类受体）介导的多巴胺能信号通路。③在行为层面上，需进一步考察基于多巴胺能干预的多种操作在促进消退和保持暴露疗法效果上的作用（Papalini et al.，2020）。

除此之外，谷氨酸（glutamate，Glu）神经递质在 PE 开启再巩固过程中的作用值得关注。早在 2006 年即有研究者提出在成瘾记忆中，PE 引起的 DA 和 Glu 可能是同步释放的（corelease），称为 Glu-DA 共同传输（Glu-DA co-transmission）（Lapish et al.，2006），因此这两种神经递质可能是共同调节 PE 的，但是目前这方面研究比较缺乏。另一方面，谷氨酸能在记忆去巩固过程中的作用近年来已逐步得到揭示。分子层面的研究表明，记忆能否去巩固，取决于一种关键性的神经递质——Glu 的离子型受体 NMDA（N- 甲基 -D- 天冬氨酸，N-methyl-D-aspartate）亚单位 GluN2B 的含量；尤其是 GluN2B/GluN2A 的比例，决定了恐惧记忆能否进入不稳定状态（Milton et al.，2013；Shipton et al.，2014）。最近一项研究发现，在强恐惧记忆条件下增加 BLA 中 GluN2B 的水平，可以修改原本由于强度导致的抵抗再巩固干预的记忆（Solis et al.，2019）。由于目前 PE 引发记忆去巩固的分子机制仍然未知，因而从此类研究中可以推测其作用的神经环路也与谷氨酸能密切相关。

11.4　预期错误在恐惧记忆更新研究中的未来趋势与方向

11.4.1　基于预期错误计算模型的量化研究

如前文所述，近年来预期错误在记忆再巩固中作用的研究的主要进展之一就是从质性到量化，从 PE 的有或无到 PE 不同量的作用，研究逐步精细化，因此 PE 量化成为目前该领域一个主要问题。本研究认为，基于预期错误计算模型的量化研究可以借鉴以下方面的研究进展。

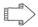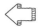

1. 其他记忆类型中量化 PE 和记忆更新关系的研究

Pine 等人（2018）首先在陈述性记忆中使用"基于回忆的选择 - 信心评分 - 反馈"范式，在行为和脑成像层面探索了纹状体区域的 PE 的量驱动记忆更新的机制。一般认为，恐惧记忆中 PE 的操纵和量化可以借鉴陈述性记忆中的成功范式，在不同层面上考察 PE 的量与恐惧记忆更新的关系。

2. 动物模型中精神病相关机制的研究

最近有研究将精神分裂症的主要症状之一——幻觉进行操作化，借由心理物理学中的信号检测论将幻觉操作性定义为高度自信的虚报（high confidence false alarm）。该研究运用包含预期错误的信念更新（belief update）公式，模拟计算了 PE、学习能力和信念更新的量，并在动物和人类中加以验证（Schmack et al.，2021）。此类精神病模型中的 PE 计算方法，也对人类恐惧记忆中 PE 的量化具有高度启示。

3. 新的预期与学习理论模型的研究

近年来，学习领域持续涌现出新的模型，比传统模型能更灵活地解释新的学习现象。Osan 等人（2011）提出基于信息不匹配的记忆再巩固和消退的神经网络模型，认为赫布学习（Hebbian learning）产生突触强化，预期错误导致突触退化，两者的平衡与否形成了突触权重。当感觉输入信号与记忆原始痕迹略有不同时，原始记忆会更新突触权重的配置。而如果输入信号与记忆原始印迹显著不同，则会产生新的记忆痕迹与前者对抗。记忆再巩固过程，则是由神经网络输入信号（与原始模式相似但不完全相同）和回忆引发的恐惧记忆之间的差异引起的，以预测错误为特征（Osan et al.，2011），进而提出了 PE 的计算模型。这一模型得到了后人研究的数据支持，可用以预测行为结果，从而使得对边界条件的实验性测量成为可能（Radiske et al.，2017）。

未来研究应借鉴上述 3 个方面的研究进展，在恐惧记忆再巩固框架内使用 PE 的计算模型，建立起 PE 和记忆消除更精确的定量关系，以加深对其作用的基本理解。

11.4.2 探索预期错误与其他边界条件的交互作用及相关指标

预期错误作为提取边界条件，和记忆本身特性存在相互影响，但当前研究中少见直接将两者相结合的研究，尤其是人类研究。提取边界与记忆本身特性（如强度）结合的研究是未来该领域一个重要方向，这对于加深对PE作用机制的认识以及促进该范式的临床应用都具有重要意义。

记忆再巩固研究挥之不去的一个问题就是缺乏相应的外显指标，目前尚没有研究在真正意义上找到一个可以表明记忆进入再巩固的指标。以预期错误为例，由于其是记忆去稳定的必要非充分条件，因此不具备成为指标的条件；在临床实际中也很难判断患者是否出现了PE及其大小。再巩固指标的缺乏也使得目前仍有部分研究者质疑这一阶段的存在（Miller et al., 2006），他们认为记忆再巩固不是对于实验结果的唯一解释，甚至直接使用传统的记忆编码加工理论就可以解释实验结果。基于对于各种记忆类型再巩固的大量神经生物学证据，本研究认为记忆再巩固阶段是客观存在的，但仍需要继续探索可以指征的外显指标，包括PE的相应指标。

11.4.3 考察不同类型显著性在记忆再巩固中的作用

前文总结了不同类型显著性之间的关系，主要从记忆加工的不同深度上加以区分（见图11-1）。PE作为一种显著性信息，其重点在于行为的结果与行为的关系上，而另一类新异性信息CS的显著性（stimulus salience）了也逐渐得到了的关注。刺激物本身的新异性和刺激－结果联结的PE在提取干预范式中的作用有什么区别，二者分别受到什么因素的影响及在神经机制层面上对应了何种通路等，都值得加以研究。

前人研究表明，虽然刺激物的物理变化会增强DA，却不足以引起DA的释放，刺激物本身的变化要配合强化物才具有动力性（Schultz, 2016）。但是由于刺激物的变化会调动注意系统，产生更多的去甲肾上腺素（norepinephrine, NE）以及引起朝向反射，因此也会对提取干预过程产生影响（Li et al., 2017）。当刺激物变化叠加PE时比单独呈现PE有怎样的效果变化，则需要进一步加以验证。而在神经机制层面，有研究

发现中脑纹状体的不同亚区的 DA 活动反映不同类型显著性：腹侧纹状体
（ventral striatum，VS）主要加工奖赏预期（reward expectation），而纹状
体尾部（tail of striatum，TS）主要加工知觉预期（perceptual expectation）
（Schmack et al.，2021）。这些研究证明，不同类型显著性的机制很可能
是不同的，影响了行为的不同方面。因此，未来研究的一个关注点是各
类型显著性对人类恐惧记忆提取干预的影响及机制。

11.4.4　预期错误作用的个体差异研究

　　预期错误驱动恐惧更新的作用模式可能存在个体差异，然而目前这
类研究尤其缺乏。在个体差异中，临床和非临床被试的差异是很重要的
一类，其差异主要包括以下方面：

　　首先，异常人群可能存在 PE 信号功能失调。研究表明，临床抑郁被
试虽然和非抑郁被试在强化学习上没有显著差异，但其在场景分类的效
价评估任务中表现出更大的错误。两者在记忆测试中没有差异，但抑郁
被试有更大的负性 PE，负性 PE 比正性 PE 更能增强其情景记忆；而非抑
郁被试有更大的正性 PE（Rouhani et al.，2019）。Yaple 等人（2021）的
研究也发现，在精神分裂症和抑郁症人群中存在 PE 加工异常，这两类临
床被试在 PE 的脑区信号上存在后扣带回区域活动的一致性，而在健康被
试中没有这一效应。

　　其次，奖赏学习中奖赏加工失调。快感缺失是抑郁症的核心特征，
奖赏学习中奖赏加工失调是抑郁症的发病机制之一，其中包括预期调节
功能失调。抑郁症患者的奖赏性 PE 量显著小于正常人，正性效价对于抑
郁症人群的强化作用明显更小。在因果关系中，研究者认为，预期错误
及其调节系统可能参与了精神疾病的形成过程（Beckers et al.，2017）。
因而，进一步提高对抑郁症中奖赏加工功能障碍的理解有望改进抑郁症
的诊断和治疗（Admon et al.，2015），在未来需要对包括抑郁症在内的
临床被试进行 PE 功能的研究。

　　最后，临床被试与正常人群相比还存在精神疾病本身伴随或引发的
压力状况差异。以 PTSD 为例，记忆唤起或提取过程也伴随着压力的升
高，被试处于高压状态。而压力是造成记忆去巩固的边界条件，制约 PE
激活原始记忆的效果。在抑郁症的动物模型和人类研究中均证实，压力

是初始抑郁发作的常见触发因素，慢性压力可以抑制海马神经活动发生，抑制中脑边缘多巴胺神经元，并使杏仁核对负面信息的反应敏感。这些机制也可以解释抑郁成人中对积极材料的记忆中断和对消极材料的记忆增强的现象（Dillon et al., 2018）。

因此，未来应注重临床被试和正常人群的比较研究，以及在研究中运用精神障碍相关的记忆模型，考虑压力等一些急性、慢性因素的影响，才能使得基础研究的结论有更好的临床指向性。

11.4.5 使用多学科手段探索 PE 在记忆更新中作用的神经与分子机制

还有几个更重要的问题：预期错误到底是如何开启记忆再巩固的？其背后的神经生理机制是怎样的？这可以分解为两方面：PE 本身的神经信号以及 PE 作用的过程机制。对后者而言，关于单个 CS 提取在引发再巩固和未引发再巩固之间在神经过程上有什么区别，以及 PE 的作用主要体现在哪个时间区间上等，目前还没有发现相应的研究。由于找到记忆再巩固的外显指标对于该范式的应用至关重要，因此与其密切相关的 PE 作用机制的澄清就显得非常关键。未来应致力于从多个层面上继续探索预期错误打开记忆再巩固过程的机制。

而在分子机制上，多类经典神经递质在记忆去巩固过程也发挥了重要的作用，除 DA 以外，还包括 NE，乙酰胆碱（acetylcholine，Ach）、五羟色胺（5-hydroxytryptamine，5-HT）、GABA，以及脑源性神经营养因子（brain-derived neurotrophic factor，BNDF）等，相关进展可参见 Wideman 等人（2018）关于神经递质在记忆去巩固过程中的作用综述。PE 和这些神经递质存在怎样的关系，结合 PE 与其他边界条件之间的交互作用如何对记忆更新发挥影响，也是值得进一步探索的问题。

记忆研究在各个层面上不是割裂的，而是相互补充、相互解释的。由于生物技术的直接性，可以对行为层面上无法直接触及的因素进行研究。例如，光遗传学将光敏离子通道（光感蛋白）特异性表达在特定类型神经细胞上，可以通过光刺激改变这些神经细胞的放电模式，研究其功能。目前 PE 的内在机制仍有许多部分是未知的，绝大多数关于 PE 的研究仍建立在通过外部和内部表征之间的不匹配来驱动记忆更新这一模型之上（Fernandez et al.，2016）。有研究者断言，未来非侵入性脑刺激（non-invasive brain stimulation，NIBS），包括经颅磁刺激（transcranial magnetic stimulation，TMS）与经颅电刺激（transcranial electric stimulation，tES）以及光遗传学等，将从恐惧记忆的神经生物学方面进行更具体的操作，从而为由创伤、压力和焦虑引起的病理性恐惧指明具体的治疗目标（Borgomaneri et al.，2021）。我们有理由相信，多学科联合和多种技术手段运用是未来在包括 PE 更新恐惧记忆在内的一系列基础研究及临床转化研究的必然趋势。

　　总的来说，作为学习和决策领域的经典主题，预期错误在近年来兴起的记忆再巩固理论中又重新焕发了生机。其意义主要是由于以恐惧记忆为特征的多种临床精神障碍的治疗，在记忆再巩固的研究中看到了彻底更新或进一步消除的希望。作为开启记忆再巩固状态的至关重要的变量之一，预期错误在未来必将继续得到深入研究并在临床应用上发挥出更大的作用。[1]

---

[1]　本研究发表于 2022 年《心理科学进展》第 30 卷第 4 期 834 ~ 850 页。

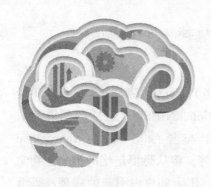

第 12 章 总结、启示与未来展望

12.1 总结与启示

12.1.1 记忆提取的边界条件研究应当进一步细化：从质性到量化

本研究着眼于记忆提取阶段的因素尤其是打开再巩固时间窗的边界条件，基于一种简单的逻辑，即提取消退所有有效的操作都基于对原始记忆的有效提取，否则任何干预都没有意义，提取消退则成为事实上的传统／标准消退。因此，记忆提取是首先需要关注的问题，同时在这一阶段仍有许多问题尚未解决。

如前文所述，当前对边界条件的研究需要进一步细化，尤其是对量的研究。对提取边界条件的研究也同样如此，Kindt 等人（2017）对 PE 的研究表明，多重 PE 会使得开启再巩固的操作无效，而是形成了一种新的学习痕迹。本研究使用更复杂的记忆模型对这一结论进行了验证，得到了类似的结论。另一项研究在提取物比例上进行变化，造成被试 PE 大小的差别，发现如果提取比例过小，造成 PE 过小，则无法激活原始记忆。由此可以看出，只有 PE 的量适中时，才能使记忆进入再巩固。但是这几项研究在是对边界条件量化的初步探索，对于量只有较粗略的区分，缺乏更细致的量化，因此无法得到更精确和具体的结论，如无法回答预期错误的量要达到多大才能有效提取记忆的问题。

除了预期错误之外，提取阶段的其他条件的量化研究目前尚不多见。最近我们实验室的另一项研究探索了提取时间（reminder duration）对记忆提取的影响，发现只有短时间提取才能让记忆进入不稳定状态，而不提取和长时间提取让记忆难以被干预，产生自发恢复（Hu et al., 2018）。结果说明提取时间是决定记忆可变程度的因素之一，可能是未来临床中决定提取消退方法是否有效的另一关键因素。

提取阶段的诸多因素都涉及量的问题。Soeter 等人（2015）通过研究证明，用以记忆提取的线索不需要是原始 CS+ 的完全重复。例如，在习得阶段建立了蜘蛛图片与电击的关联关系而蛇与电击无关的记忆之后，在提取阶段使用单词"蜘蛛"，则不需要重复呈现原始蜘蛛图片，就可以成功激活记忆，使后续操作可以干扰记忆再巩固，达到抑制复发的目的。但是使用另外一种蜘蛛图片却无法有效提取。这一研究说明，可以通过 CS+ 和 CS- 的辨别性差异提取相应的记忆，这说明对原始刺激的某种抽象也可能作为提取线索。如果抽象特征提取也可以使记忆成功脆弱化，则同样涉及抽象的类型与程度的问题。

本研究在边界条件的量化上进行了初步探索，并发现提取进入再巩固的边界条件很可能并非"全或无"的因素，而是存在一个量变到质变的过程。厘清提取阶段的边界条件有哪些，以及在此基础上进一步寻找达到质变的临界值或阈值，才是真正的"边界"。而目前研究仍多数停留在前一个问题的探索上，简言之，记忆进入再巩固是从量变到质变，而对关键因素的研究则应经历从质性到量化的过程，后者才是澄清问题本质的关键。

12.1.2　提取边界条件的研究应结合记忆特性

记忆强度是再巩固的重要边界条件，即高强度记忆更难以有效弱化，不仅对抗消退，也对抗进入再巩固，容易出现恐惧复发。预期错误可以打开一般强度恐惧记忆的再巩固，但当记忆痕迹较强时（SF_no_Sress 组），则导致预期错误提取失败。已有一系列研究使用动物模型来研究记忆强度的问题（Suzuki et al., 2004；Wang et al., 2009），使用大鼠为被

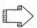

试的研究表明，高强度的记忆不容易进入再巩固，而这种情况下通过增加提取时间，或增加提取次数等方法提高提取的强度，则可以使其经历再巩固。动物模型的研究表明，提取边界条件不是一个固定的因素，而是一个变化的量，其值跟随记忆特性（如强度）的变化而变化。这些结果充分表明，有必要将提取阶段的边界条件与记忆本身条件结合起来加以研究。

记忆强度的研究多用大鼠作为研究对象，原因在于考虑到研究伦理的问题，人类被试难以被人为赋予记忆尤其是恐惧等高强度的负性记忆。目前研究中人类恐惧记忆的形成使用的 US 多为电击、尖叫声，也有部分模拟创伤记忆的研究使用创伤影片（truama film），这类研究很难对被试造成恐惧强度上的显著差异。以电击为例，选取的电击值是经过个体化评定的被试可以忍受的最高值，以此产生的恐惧记忆只是一般程度的恐惧，低于这个值的恐惧则过弱，可能无法习得。因此，我们难以通过增加电击强度的方式形成更高强度的恐惧记忆。而在电击次数方面，预实验结果表明，一个 CS+ 匹配一个或两个电击，其产生的恐惧记忆强度没有显著差异。尖叫等 US 刺激的研究也与此类似，因此需要探索新的造成恐惧习得显著差异的方法，保证既能习得恐惧，又具有强度上的差异。该研究受到 Amadi 等人（2017）以大鼠为研究对象的启发，在该实验中，其中一组大鼠接受固定时间出现的足底电击，而另一组大鼠则接受随机出现的不固定时间的电击，因此前者是可预期的 US，后者是不可预期的 US。实验结果表明，不可预期的 US 组产生了显著更高强度的杏仁核的恐惧。从强化学习的规律上看，在一个操作性条件反射学习中，当一个条件刺激（操作性行为）所伴随的强化是固定比率强化时，其产生的行为驱动力要远远小于变动比率强化。之前的研究也表明，在条件化学习的时间进程中，最开始的时候是预期错误最大的，也是 CS 的可联结性最大的时候，意味着会产生新的学习，驱动力最强；而随着条件化学习的不断重复，CS+ 刺激不断跟随 US 而 CS- 刺激完全不跟随 US 的规律被被试清楚地预期之后，学习就停止了。反之，如果被试无法形成对 US 的预期，即在可能始终产生预期错误的情况下，CS 的可联结性就始终保持在一个较高的水平上，学习就不会停止。综合以上因素，本研究推断对人类被试而言同样存在着"对无法预期的恐惧更为恐惧"的现象。

第 9 章的实验是目前已知使用这种范式形成恐惧强度差异的首个人类研究，但应当指明该研究还存在以下几个问题：①US 施加点变动的时间区间过短（仅在 CS 的后半段变动，3 s 之内），可能是导致组间差异不显著的原因之一；②虽然强恐惧组和一般恐惧组在指标上存在明显趋势，但没有达到统计显著水平，然而由于习得阶段的其他变量保持一致，因此后续阶段出现的差异仍可以认为是习得强度的操作所导致的；③由动物模型得到的结论向人类被试迁移时应当保持谨慎，因为动物在学习机制上与人类仍然存在差别，因此只能借鉴和检验，同时需要继续探索验证适合人类被试的安全有效的导致习得强度差异化的方法。

12.1.3　提取阶段并非所有的新异性信息都能成为记忆更新的驱动力

本书以记忆提取阶段产生的信息差异或新信息为切入点，以 CS 的改变和 CS-US 关系的改变为逻辑展开整个体系，较为深入地探讨了提取阶段的关键边界条件及其神经机制。得到的结果充分表明，并非提取阶段所有的新信息都具有促使记忆更新的动力作用。当仅仅出现 CS 的改变时，这类新信息的作用可能有两种情况：①同时存在着 CS-US 的改变。在这种情况下，即有预期错误的条件下还有 CS 的变化，则 CS 的变化会起到进一步促进记忆去巩固的作用，即使得已经成功提取的记忆有更好的去稳定效果，进一步动摇原有的记忆联结，利于后续的行为（如消退训练）或药物（如普萘洛尔）干预，相比于完全无变化的 CS 提取，具有更稳定的抑制恐惧复发的效果。并且推测这一效果是由刺激变化导致 LC-NE 系统激活，释放了更多的去甲肾上腺素，促进了记忆再巩固过程导致的。②仅存在 CS 变化，而 CS-US 关系保持不变。在这种情况下，研究结果表明仍有明显的恐惧复发，说明仅有 CS 无法开启记忆再巩固，必须是改变了 CS-US 联结即产生 PE，才能让记忆去巩固。这与以往结论即是 CS-US 联结的新异性而非 CS 本身的新异性驱动了海马－前额叶系统，对记忆产生影响是一致的（Shohamy et al.，2008）。

因此，对于成功的记忆提取而言，动力因素只能是原先可以预测的刺激/行为的结果在当下已经不能正确预测结果，出现了预期和实际上的不匹配。仅仅改变刺激本身，虽然会吸引被试更多的注意，但是由于该刺激仍能正确预测跟随的强化物，与被试原先的认知没有差别，被试就不会认为原有的记忆有需要改变的必要，因此这种新信息就无法有效整合到原有的知识系统中去，被试就会继续使用先前的刺激－反应学习来预测未来可能出现的结果，即记忆并未改变。

提取阶段并非所有的信息都能作为记忆更新的驱动力，这一结果具有重要的研究意义和临床启示。在研究方面，本研究进一步澄清了记忆成功提取的关键因素是预期错误，因此无论提取方式是 CS 提取、CS-US 提取还是 US 提取，都必须保证能够产生 PE，后续的干预操作才可能有效。在临床应用方面，应强调行为的结果改变的意义，而不是行为本身的改变。而在使用提取消退范式进行治疗的时候，应该先充分唤起被试的恐惧情绪，利用原有的或相似的条件刺激物对被试进行近距离接触，但同时要保证在一个绝对安全的环境下，即患者担心的可怕的事情完全没有发生。这样才能达到既唤起恐惧记忆，又产生预期错误的效果，使得记忆能重返不稳定状态。

12.1.4　记忆强度仍是提取消退范式临床应用的最大难点

记忆再巩固干预范式的研究兴起的原因，很大程度上在于它启示了一种有极大临床应用前景的全新的情绪障碍的治疗方式。长久以来，临床上对 PTSD 的治疗一般有药物治疗和心理治疗两种方法，药物治疗主要是针对症状采用抗抑郁药物、甲状腺素改善总体症状，采用抗惊厥类药物改善睡眠记忆，采用非典型性抗精神病药物抑制侵入性回忆。心理治疗主要采用认知行为治疗合并暴露疗法进行，而暴露疗法被认为是改善恐惧和焦虑症状最有效的心理治疗方法之一（R et al.，2005）。暴露治疗主要有两种：一种是逐级暴露，即系统脱敏疗法；二是一次性暴露，即满灌疗法。其原理在于撤销强化物后，被试逐渐习得 CS-no US 连接而使得恐惧不再表达，即当多次暴露 CS 却不跟随 US 时，则 CS 的呈现就不再引起被试的恐惧反应。临床治疗需要解决两个重要问题，一是消除恐惧或焦虑的症状，二是防止已消退的症状复发。前者意味着清除原有的恐惧记忆或抑制恐惧记忆的表达，后者意味着阻止已消退的恐惧记忆出现自发恢复、重建和再习得。而目前的暴露治疗最大的问题就在于不能有效抑制恐惧记忆的返回，通过暴露治疗消退的恐惧记忆在随着时间流逝或者再次回到原来的创伤情境中，或者再次遇到创伤时又会重新出现。Choy 等人（2007）研究发现，对条件性恐惧反应进行暴露治疗后的 6 个月至 3 年半的时间里，恐惧症状再度恢复的比率可高达 30% ～ 50%。而提取消退范式的出现，让研究者看到了直接修改记忆本身的希望，这一范式的理念不是形成新的记忆，而是直接改变与 CS 相对的刺激的效价，由负性效价改为中性效价。研究表明，虽然被试对于"恐惧记忆"的陈述性部分依然完整，如仍记得 CS-US 联结的关系，但是与此相关的生理反应或恐惧反应却已经消失了（Kindt et al., 2009）。CS 不再能引起恐惧反应，原有的恐惧联结已经直接转化为安全联结，原有的记忆从某种程度上说已经被"删除"了。

正是由于提取消退或药物干预范式的临床应用前景，该范式才激发了基础研究者极大的兴趣，与此同时也带来了极大的挑战。其中最大的难点仍在于实验室建立的恐惧与临床上患者的恐惧无论从强度还是持续时间上看，都具有显著差别。情绪障碍或 PTSD 患者的症状中，创伤性记忆的闯入和闪回非常突出，患者在治疗前已经多次不自主地重温过创伤记忆，恐惧记忆也就不断地被提取、再巩固，强度上不断增加。恐惧症等情绪障碍对于患者来说可能已经持续多年。因此，如果在治疗中仍要激活重现创伤记忆，一方面对患者可能造成二次伤害，产生负面作用，另一方面非常强烈的记忆痕迹很难被脆弱化，使得实验室研究的结论难以迁移到治疗情境发挥作用。这些难点都提示研究者应当致力于对更接近临床现实的高强度记忆、久远记忆的提取消退的研究，这样才能使这一富有前景的范式真正在治疗中发挥应有的作用。

12.1.5　对记忆再巩固概念与结构理解的深化

本书第 9 章的研究结果结合前人的研究结果表明，压力只能作用于记忆的重新巩固，而对原始记忆的去巩固没有作用。这一结果清楚地支持了对于记忆再巩固进行阶段性划分的理论。目前，人们对于记忆再巩固概念的理解有两种主要观点。一种观点认为，记忆再巩固与记忆巩固一样，是一个整体的阶段。当记忆被成功提取激活之后，记忆进入再巩固的不稳定阶段，这一阶段既可以被增强，也可以被破坏。例如，对于陈述性记忆，记忆再巩固的过程可以使其进一步得到增强。有研究表明，经过提取的陈述性记忆，与没有经过提取的陈述性记忆相比，无论在自由回忆量还是线索回忆量上都有显著提升，证明了陈述性记忆也存在再巩固过程，并且再巩固增强了原有记忆。陈述性记忆同样可能通过再巩固而被削弱。另一项研究发现，对于自传体记忆，如果在记忆提取之后让被试从事其他不相干的活动，如打游戏、打扑克，或者占用认知资源的任务（如心算）等，也可以干扰自传体记忆。因此提取后的记忆是增强还是减弱要结合具体的研究设计和研究目的而定。在这一观点下，记忆再巩固是一个整体过程，行为干预或者药物干预所针对的是整个过程，自变量对这个过程的作用也是不分阶段的。而另外一种观点认为，记忆再巩固应分为两个阶段：去巩固（destabilization）和再次巩固（restabilization）。而相关变量有些影响前一个阶段，有些则只对后一个阶段起作用。本课题所研究的"提取边界条件"，在这一理论观点看来，研究的就是记忆的去巩固，而非再次巩固过程。因为只有去巩固是针对原始记忆的激活，决定了记忆是否能够被改写或删除。按照这一理论，对一种特定的记忆来说，在成功去巩固之后面临着两种可能的发展途径，如果没有受到干扰，则会再次巩固下来，因此出现了上文所述原始记忆得到了增强的情况；而如果受到干扰，则不能再次巩固下来，就会出现被改写或删除的情况。因此，一系列的提取边界条件作用于前一个阶段，而各种干预措施作用于后一个阶段。所谓提取消退，提取对应记忆去巩固，消退则对应干扰了记忆的再次巩固。

本书的研究结果支持了后一种观点。对记忆再巩固不能一概而论，对于两个阶段的理解不能混为一谈。而目前文献中对于这一点缺乏相应的强调和澄清，仅仅使用"reconsolidation"这一个词指代两个阶段，会造成结论不清以及对结果的理解不清，进一步加剧了各项研究之间的争议。本课题的研究加深和澄清了对记忆再巩固概念的理解，也启示未来的研究中应当明确自变量作用的范围，在对结果的界定中也应澄清作用的阶段。以压力为例，前人的研究中得到压力激素可以增强记忆再巩固的结论是不确切的，事实上压力增强的仅仅是记忆的再次巩固，而并不能使未进入去巩固的记忆重新去巩固。

12.1.6　提取消退的神经机制需要进一步探索，IT、dlPFC 等脑区的功能应引起研究者的重视

本书除了在行为层面研究提取边界条件的机制之外，还使用 fMRI 的方法详细探索了提取消退范式相对于传统消退独特的神经机制。所得到的结果与前人相关的研究既有相同之处，也有重要的差别或补充。总结起来主要有以下几个方面：

首先，相同点之一在于同样得到两个范式神经机制的差异集中体现在第二天提取之后的消退过程（行为干预）期间。对于提取消退和传统消退，从表面上看，唯一的差别在于第一个消退试次与第二个消退试次之间是否有一段时间间隔。仅仅通过拉开第·个和第二个消退试次的间隔，就在恐惧消退（抑制复发）的效果上产生本质的差别，可以称之为令人“惊讶”的效果（Kindt，2018）。然而，提取与不提取这简单的行为表现背后，则产生了截然不同的大脑激活模式和相应的脑区功能联结特点，这也从生理证据上支持了消退和提取消退是两个完全不同的过程。在第二天记忆提取之后，相对于直接消退组，提取组被试的前额叶皮质激活受到了显著的影响，主要表现为普遍抑制，无论是前额叶皮质本身的激活强度还是其参与其他的脑区的功能连接上，都出现了抑制性的效果。考虑到前额叶皮质在传统消退中极为重要的作用，可以推测提取消退是一种直接针对记忆连接改变的完全不同的过程。

其次，相同点之二在于验证了前人研究中得到的提取消退可以抑制杏仁核的活动这一结论。第 10 章的研究证明，提取消退组在第二天和第三天都具有最少的杏仁核激活。杏仁核是恐惧表达的关键脑区，这一结果说明，相比传统消退，提取消退可以更好地抑制线索引起的恐惧反应。

再次，与前人研究的差别之处在于发现了两个新的脑区——颞下回（IT）和背外侧前额叶皮质（dlPFC）的重要作用。无论是使用全脑激活的组间对比分析还是独立兴趣区分析，都显示 PE 提取消退组有最少的 IT 和 dlPFC 的激活。而功能连接分析的结果也显示，dlPFC-ACC 在 PE 提取消退组受到了显著抑制，进一步说明 dlPFC 的参与度也是最低的。这和前人的研究存在差异（Schiller et al.，2013），之前的研究发现关键的差异性脑区是在 vmPFC，认为 vmPFC 是区别提取消退和传统消退的

脑区。但是在该研究中，界定 vmPFC 的解剖位置选在 BA24，然而一般认为 BA24 属于前扣带回（ACC），而非 vmPFC，因此严格上讲不能认为是 vmPFC 的差异。本研究认为，提取消退范式减少了腹内侧前额叶皮质的激活这一结论不够准确，而根据第 10 章研究的结果，IT 和 dlPFC 脑区扮演的角色应当得到研究者更多的关注。其中，PE 提取消退组 IT 的激活受到明显抑制，这或可辅助性地证明提取消退直接作用于 CS-US 连接，而不是建立新的抑制性学习连接。

最后，该研究与前人研究的另一差异，还表现在对第三天的激活分析上。第 10 章的研究表明，提取消退组相对于其他组在第三天消退中vmPFC、dlPFC 等脑区的激活趋势刚好与第二天相反，即提取消退组的负责情绪控制和认知控制的脑区都有更大的激活。本研究认为这从一个侧面反映了提取消退范式的优势不仅仅在于消除了恐惧反应，还可能提升了个体总体的认知功能。这一点是前人的脑成像机制研究中所没有体现出来的，可以成为未来继续研究的方向。

基于上述分析，本研究认为未来关于提取消退范式神经机制的研究一方面不应当为现有的研究结论所束缚，应当本着科学的精神，更加广泛客观地探索其本质；另一方面应拓展思路，力图发现更多的新的机制性特点。同时，除了 vmPFC、杏仁核、海马体、扣带回等关注的比较多的脑区之外，还应增加对 IT、dlPFC 脑区的重视，其作用有待于在未来的 fMRI 研究中进一步加以探讨。

12.1.7　使用提取阶段的新异信息整合提取边界条件的机制研究

本书在提取阶段的多种可能影响再巩固过程的边界条件条件中，使用提取阶段产生的新信息或信息差异的角度整合相关研究，并结合恐惧记忆本身的特性，尤其是强度，从行为机制、神经机制上研究提取消退范式的应用条件。本研究丰富了原有的记忆再巩固影响因素的理论，具有以下几个方面的特色：

（1）使用较为复杂的跨通道多线索记忆模型，验证边界条件在更复杂、更贴近情绪障碍特点的记忆模型中的效用。

（2）使用不同痕迹强度的恐惧记忆，验证前人研究中适用于一般强度恐惧的提取范式是否能成功应用于高强度恐惧中。

（3）对比提取消退和传统消退在消退、再消退过程中的差异，得到了区别于前人研究的结果。这些尝试都是朝向提取消退范式向临床实践的探索，具有较强的应用意义，同时本课题的研究进一步澄清了记忆再巩固概念的组成要素和结构，对现有研究中出现的各种看似矛盾的结果和较为混乱的表述方式是一种有益改进，因此也具有重要的理论意义。

总结本书的几大方面研究，在前人研究的基础上（Elsey et al.，2017），本研究提出了将记忆特性与提取边界条件相结合的"恐惧记忆提取消退影响因素整合模型"（见图 11-2），此模型是对 Elsey 等在 2017 年所提出的模型的演化和改进。在此模型下，在对记忆进行可能的干预之前，应该先评估记忆本身的特点，如记忆强度和年龄，因为提取的边界条件是一个变化的因素，会跟随记忆条件的变化而不同。对于一般强度的恐惧记忆，进入记忆再巩固的必要条件是提取线索必须产生预期错误，不包含 PE 的与个体预期完全相符的提取是仅提取，对记忆不会产生任何改变；而包含多重 PE 的会因 PE 的量太大而导致新的学习的产生，使原有记忆进入消退；只有适量的 PE，如单个 PE，才可以使记忆进入再巩固。而记忆再巩固不是一个单一的概念，其包含两个阶段：去巩固和再次巩固。适量 PE 直接作用的是记忆的去巩固，本书研究的提取边界条件均是指直接针对记忆去巩固这一早期阶段的条件。对于被成功去巩固的记忆，已经重新返回不稳定状态，对各种干预和信息敏感，因此行为或药物干预可以使其得到增强或减弱，对于条件性恐惧来说目标即通过破坏和阻断再巩固阻止恐惧记忆的再次形成。而对此类记忆如果没有任何干预措施，则记忆会再次稳定下来并且保持不变。然而对于较高强度的恐惧而言，单个 PE 并不能有效引起记忆的去巩固，并且单个 PE 结合压力也同样如此，在本研究中尚未找到能够使高强度恐惧经历再巩固的有效因素，这也是下一步的研究方向。本研究进一步推测，通过增加 PE 的量或者增加提取强度（如多次的提取消退过程）有可能达到效果，但这尚有待接下来研究的验证。

根据本课题的研究结果，结合前人在这一问题上的研究结果（Fernandez et al.，2016），总结得到了"预期错误驱动记忆更新的理论模型"（见图 12-1）。该模型整合了刺激本身的变化（CS 新异性）和刺激－结果连接的变化（CS-US 关系新异性，即预期错误 PE）两种因素及其不同的作用，同时在作用机制上结合了行为机制和脑成像机制，指明了各主要阶段涉及的关键脑区，以及提取消退和传统消退在行为结果上的差异以及脑区激活模式上的差异。

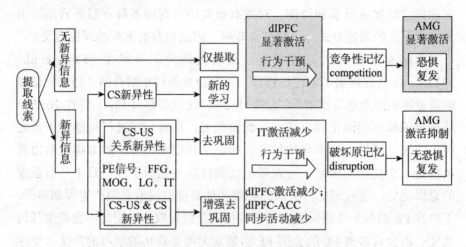

图 12-1 预期错误驱动记忆更新的理论模型

由此模型可见，当提取线索不包含新异信息或者仅包含刺激本身的新异信息的时候，原始记忆被"仅提取"或者形成新的学习，对记忆去巩固并无作用，提取无效，因此再进行行为干预与传统消退一样，产生的是与原始记忆相竞争的消退记忆，一段时间以后会出现显著的恐惧复发。而只有当提取线索包含 CS-US 关系的改变，原始刺激物的结果（预期结果）与实际出现的结果产生不匹配的时候，记忆才具有更新的动力，才是有效提取。之后进行的消退可以破坏原始记忆连接，因此消退后的恐惧不会出现明显复发。在神经机制上，这类消退减少了颞下回（IT）和背外侧前额叶皮质（dlPFC）的参与，包括 dlPFC 本身的激活以及与其他脑区的功能连接，而这些在传统消退中恰恰是非常重要的部分。最终导致在测试阶段两种模型分别出现杏仁核的显著激活和激活抑制，这与被试表现在皮肤电上的恐惧行为反应结果是高度一致的。

12.2　未来研究的方向

由于本研究本身的局限，以及尚未涉及的一些研究问题，提取消退范式的研究仍有许多可以深入探索的方面，笔者认为未来该领域的研究可以从以下几个方面继续深入。

12.2.1　进一步量化提取比例

应该进一步细化提取物的呈现比例，在多线索记忆模型下，可以进一步丰富记忆模型的结构，并采用逐次增加的多种呈现比例进行提取。与此思路类似，在抽象提取方面的研究，对于原有记忆线索的抽象的程度同样可以进行量化尝试，找出更为精确的提取比例方面的边界条件。如果可以结合脑成像技术，考察不同比例提取条件下相关兴趣区的激活差异，可以从机制上解释提取比例对于提取消退起作用的机制。

12.2.2　增加将记忆特性与提取边界相结合的研究

当前的研究多为分别研究记忆特性造成的边界以及提取因素造成的边界，比较少见到直接将两者结合的研究，尤其是在人类研究方面。如前文所述，在人类研究上比较难创设不同程度的恐惧记忆条件，笔者认为可以从两个方面进行尝试：一是继续使用动物模型进行研究，积累相关证据，并且将有益的结论迁移到健康人类研究的设计上；二是直接使用临床被试，如对蜘蛛恐惧症患者或者 PTSD 患者进行研究。近年来，直接以临床患者为被试的研究不断增加，包括行为消退、药物干预和经颅磁刺激等干预手段，以及使用 fMRI 技术进行的脑成像研究。由于临床被试大多具有长时间的高强度的不适应记忆，因此可以直接进行记忆的提取干预，直接研究提取阶段各因素的作用。只有将提取边界与记忆本身特性结合起来，人们对提取边界条件的研究才有实践意义，对其的理解也会进一步深化。

12.2.3　致力于探索可行的记忆再巩固指示指标问题

如前文所述，记忆再巩固研究始终挥之不去的一个问题就是缺乏相应的外显指标，目前尚没有一项研究在真正意义上找到了一个可以指征记忆已进入或者确定可以进入再巩固的外显指标。曾经有人提出预期错误可以作为指标，但研究者很快发现预期错误是一个必要非充分条件，而是由其量决定的，因此也不具备作为指标的条件；而且在临床实际中也很难判断患者是否出现了预期错误以及预期错误的大小。虽然各项研究从实验设计上都可以严密地推论出记忆再巩固过程的存在，记忆再巩固过程也可以解释一系列记忆研究结果，在解释上体现出强有力的一致性，但是由于指标缺乏，仍无法直接自证。甚至目前仍有部分研究者质疑这一阶段的存在（Miller et al., 2006），他们认为记忆再巩固不是对于实验结果的唯一解释，甚至直接使用传统的记忆编码加工理论就可以解释实验结果。

基于对于各种记忆类型（成瘾记忆、条件性恐惧记忆、陈述性记忆和动作记忆等）记忆再巩固的大量生理学证据，本研究认为记忆再巩固阶段的存在是必然的，但仍需要继续探索可以指征它的外显指标。现有的研究有待进一步深入，这一问题的解决需要继续研究再巩固干预的生物机制、神经机制，并将其与行为机制相结合探索外显规律。

12.2.4 结合多学科、多手段在不同层面进行研究

记忆研究在各个层面上并不是割裂的，而是相互补充相互解释的，行为实验设计可以以生理学证据为基础，行为实验的结果可以使用神经生理的证据去解释。由于生物技术的直接性，可以对行为层面上无法直接触及的因素进行直接研究。例如，光遗传学将光敏离子通道（主要为视蛋白）特异性表达在特定类型神经细胞上，可以通过光刺激改变这些神经细胞的放电模式，研究其功能。近年来，已有研究者使用光遗传技术成功塑造出了虚假记忆（Ramirez et al., 2013）。该研究先将小鼠放入一个特定的场景 A 中，小鼠在熟悉这个环境的同时标记了其大脑中与环境 A 记忆相关的脑细胞，使其对光很敏感。然后将小鼠放到完全不同的场景 B 中，并将激光通过光导纤维传入大脑，从而激活被标记的细胞，小鼠脑中对于场景 A 的记忆被唤起，此时给予无预警的轻微电击，小鼠错误地认为自己是在场景 A 中遭受了电击，产生了恐惧反应。而当研究者再次把它放回场景 A 时，小鼠便会因为这个虚假的记忆对场景 A 产生

恐惧，原本不存在的记忆被植入了大脑。该研究对于记忆的更新和塑造颇有启发。因此，对于记忆再巩固干预范式而言，未来应增加以动物为被试的生物学研究，使用电生理、光遗传和分子基因等多种手段和技术，结合行为层面，深化提取消退范式的研究。

12.2.5　提取消退优势性的研究

本书从多个方面发现了提取消退范式的优势性，除了阻止恐惧返回之外，还包含以下两个方面。

1.防止恐惧泛化

结合恐惧泛化和提取消退的研究表明，使用刺激线索进行提取消退，可以一并消除在泛化线索上的恐惧反应；但使用泛化线索进行提取则无法消除在原始线索的恐惧，即这两个过程不是可逆关系。第 10 章研究的结果也表明，使用原始记忆提取的组不但可以抑制恐惧返回，而且没有出现恐惧泛化；而使用改变的 CS 进行提取，出现了对 CS- 刺激的恐惧泛化倾向。因此，未来研究可以继续讨论提取消退范式在阻止恐惧泛化上的效应。

2.增强个体的总体认知功能

第 10 章的研究发现，对于第三天的记忆再消退过程，提取消退组被试出现了与第二天消退过程相反的大脑激活趋势，表现在第三天该组的 vmPFC、dlPFC 等脑区的激活都是三组最高的，而 AMG 的激活是最低的。由于 dlPFC、vmPFC 等脑区被认为是认知控制的脑区，代表着个体总体的认知能力，所以这些脑区激活更强从某种程度上意味着这组被试的认知功能得到了提升。提取消退范式的理论研究认为，由于直接修改负性记忆连接，使记忆效价中性化，因此消除负性记忆给个体带来的负性影响，干扰认知能力的因素的解除，就意味着认知功能得到了相应的提升。而本研究的结果正验证了这一理论，因此关于提取消退范式在增强个体的总体认知能力方面到底起了怎样的作用还需要继续进行探索。

12.2.6　进一步解决围绕提取消退范式有效性的争议问题

目前，围绕提取消退范式有效性的研究还存在一些争议，最主要的原因是一系列应用该范式进行非适应性记忆消除的研究没有能够证明其有效消除记忆和防止复发的效果，甚至是一些完全重复性的研究也没有得到和原始研究相一致的结论（Chalkia et al.，2020）。这些实验证据的发表使得许多研究者对提取消退的有效性存疑，甚至更进一步地质疑记忆再巩固过程的可干预性，为原先有效的实验结果寻找基于其他理论的替代性解释。然而与此同时，该领域仍然有相当数量的研究在不同的实验环境和实验设计下证实了提取消退在抑制恐惧记忆和成瘾记忆复发方面的效果（Chen et al.，2020；Chen et al.，2021；Chen et al.，2019；Yang et al.，2019），以及从另一角度，利用记忆再巩固阶段，增强了记忆效果（Tay et al.，2019）。在应用于人类的提取消退范式诞生 12 年之际，最近一则综述详尽系统回顾了数十年来围绕着记忆提取所引发的记忆更新这一问题的各类支持性证据（阳性结果）和否定性证据（阴性结果），以试图给予这一范式一个客观合理的评价，并加深对与长时记忆存储和更新的复杂动态机制的理解（Jardine et al.，2022）。

因此，更关键的问题在于意识到包括提取消退在内的记忆再巩固干预范式效应的相对脆弱性（一个较窄的窗口）、对于实验条件和实验操作／流程的高度敏感性，以及记忆本身条件的千变万化和被试的个体差异性。未来研究需要利用多学科手段进一步澄清相关争议性问题，确认提取消退范式有效的使用条件和标准化操作细则，统一相关话语体系，在更一致的可以迁移的框架内比较相关研究结果，并增进范式使用效果。

12.2.7　临床研究与个体差异研究

提取消退范式的人类研究应进一步拓展研究面，细化研究受众，如开展性别差异、年龄差异和个性差异影响提取效果的机制研究。对恐惧消退的性别差异研究表明，男性、女性在消退进程上存在不同特点，但尚未看到提取消退范式下的性别差异研究。另外，不同年龄的被试由于大脑发育水平、生理退化方面的差异，对前额叶皮质等认知控制脑区的影响，都可能导致在提取消退的效果和神经机制上存在差别，应当引起研究者的重视。个体差异的研究有利于促进再巩固干预范式更好地应用于临床。

提取消退范式的生命力正是体现在其临床应用前景上，将干扰再巩固范式的实验研究结果直接应用到临床治疗中虽然有诸多困难，但已经有研究者做出了大胆的尝试。比如，阿姆斯特丹大学临床心理学教授

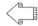

Merel Kindt 使用普萘洛尔干扰再巩固技术直接治疗蜘蛛恐惧症、猫恐惧症和 PTSD 患者，取得了令人惊叹的效果，让研究者更加对这一技术的最终应用充满希望。提取消退范式的临床研究，不仅指使用临床患者为被试开展的实验室研究，也指将这一方法直接用于心理治疗过程，使之成为与认知行为疗法、暴露疗法并列的一种新兴的心理治疗理论，同时还指将这两者相结合的、研究成果快速转化的研究。在未来的研究中，这一方面的实践应当越来越多，使基础研究和临床研究进入充分对接、互为促进的理想方向。

12.3　本书研究的总结论

结论一：对于多线索的复合恐惧记忆，使用中等程度以上的重复即可以成功激活原始记忆进入不稳定状态，而不需要完全重复原始刺激。

结论二：以中等程度以上的重复作为提取线索，比完全重复原始刺激具有更好的抑制恐惧复发的效果。

结论三：行为干预预期错误引发的再巩固能够有效阻止复合恐惧记忆返回。

结论四：当提取阶段预期错误的量过大时，不能使原始记忆经历再巩固过程，即提取失败。只有适当大小的预期错误才能开启记忆再巩固。

结论五：正性预期错误和负性预期错误在恐惧返回的行为指标上没有差异。

结论六：只有恐惧强度较弱时，单个预期错误才可以提取记忆进入再巩固；而对于较强恐惧，无法通过单个 PE 的提取开启再巩固。恐惧记忆强度、压力是记忆再巩固的边界条件。

结论七：压力会增大未进入再巩固阶段的恐惧记忆的复发，而压力对于记忆的去巩固的作用仍有待验证。

结论八：打开记忆再巩固时间窗的关键因素是提取阶段 CS-US 关系的变化即预期错误，仅仅改变 CS 产生刺激本身的新异性不能开启再巩固。

结论九：提取消退范式具有独特的神经机制。

第一，在再巩固窗口内的消退训练减少了颞下回（IT）的激活；

第二，在再巩固窗口内的消退训练减少了背外侧前额叶皮质（dlPFC）激活；

第三，在再巩固窗口内的消退训练减少了背外侧前额叶－前扣带回（dlPFC-ACC）的功能连接；

第四，vmPFC 和 dlPFC 在包含记忆再巩固和不包含记忆再巩固的消退中的功能存在分离；

第五，与条件性恐惧记忆预期错误相关的神经信号位于梭状回（FFG）、枕中回（MOG）、舌回（LG）、颞上回（STG）和颞下回（IT）。

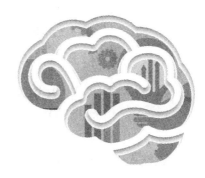

参考文献

[1] 刘涛生, 罗跃嘉, 马慧, 等. 本土化情绪声音库的编制和评定 [J]. 心理科学, 2006, 29(2): 406-408.

[2] ABRARI K, RASHIDY-POUR A, SEMNANIAN S, et al. Administration of corticosterone after memory reactivation disrupts subsequent retrieval of a contextual conditioned fear memory：dependence upon training intensity[J]. Neurobiol Learn Mem, 2008, 89(2):178-184.

[3] AGREN T, BÖJRKSTRAND J, FREDRIKSON M. Disruption of human fear reconsolidation using imaginal and in vivo extinction[J]. Behavioural Brain Research, 2017, 319:9-15.

[4] AGREN T, ENGMAN J, FRICK A, et al. Disruption of reconsolidation erases a fear memory trace in the human amygdala[J]. Science, 2012, 337(6101):1550-1552.

[5] AKIRAV I, MAROUN M. Stress modulation of reconsolidation[J]. Psychopharmacologia, 2013, 226(4):747-761.

[6] ALBERINI C M, MILEKIC M H, TRONEL S. Mechanisms of memory stabilization and de-stabilization[J]. Cell Mol Life Sci, 2006,63(9):999-1008.

[7] ALEXANDER W H, BROWN J W. Hierarchical error representation: a computational model of anterior cingulate and dorsolateral prefrontal cortex[J]. Neural Computation, 2015, 27(11):2354-2410.

[8] AMADI U, LIM S H, LIU E, et al. Hippocampal processing of ambiguity enhances fear memory[J]. Psychological science: a journal of the American Psychological Society, 2017, 28(2):143-161.

[9] ANAND A, LI Y, WANG Y, et al. Activity and connectivity of brain mood regulating circuit in depression: a functional magnetic resonance study[J]. Biol Psychiatry, 2005, 57(10):1079-1088.

[10] AUPPERLE R L, MELROSE A J, STEIN M B, et al. Executive function and PTSD: disengaging from trauma[J]. Neuropharmacology, 2012, 62(2):686-694.

[11] BARTH A, VIZI E S, LENDVAI B. Noradrenergic enhancement of Ca^{2+} responses of basal dendrites in layer 5 pyramidal neurons of the prefrontal cortex[J]. Neurochemistry International, 2007, 51(5):323-327.

[12] BECKERS T, KINDT M. Memory reconsolidation interference as an emerging treatment for emotional disorders: strengths, limitations, challenges, and opportunities[J]. Annual Review of Clinical Psychology, 2017, 13(1):99-121.

[13] BJÖRKSTRAND J, AGREN T, FRICK A, et al. Disrupting reconsolidation attenuates long-term fear memory in the human amygdala and facilitates approach behavior[J]. Current Biology Cb, 2016,26(19):2690.

[14] BJÖRKSTRAND J, AGREN T, FRICK A, et al. Think twice, it's all right: long lasting effects of disrupted reconsolidation on brain and behavior in human long-term fear[J]. Behavioural Brain Research: An International Journal, 2017, 324:125-129.

[15] BJÖRKSTRAND J, AGREN T, FRICK A, et al. Disruption of memory reconsolidation erases a fear memory trace in the human amygdala: an 18-month follow-up[J]. PLoS One, 2015,10(7):e0129393.

[16] BOES A D, GRAFFT A H, JOSHI C, et al. Behavioral effects of congenital ventromedial prefrontal cortex malformation[J]. BMC Neurology, 2011,11(1):151.

[17] BOS M G, JACOBS VAN GOETHEM T H, BECKERS T, et al. Cortisol response mediates the effect of post-reactivation stress exposure on contextualization of emotional memories[J]. Psychoneuroendocrinology, 2014, 50:72-84.

[18] BOUTON M E. Context, time, and memory retrieval in the interference paradigms of pavlovian learning[J]. Psychol Bull, 1993, 114(1):80-99.

[19] BOUTON M E. Context and behavioral processes in extinction[J].Learning & Memory, 2004,11:485-494.

[20] BOUTON M E, GARCIA-GUTIERREZ A, ZILSKI J, et al. Extinction in multiple contexts does not necessarily make extinction less vulnerable to relapse[J]. Behav Res Ther, 2006,44(7):983-994.

[21] BOUTON M E, SWARTZENTRUBER D. Sources of relapse after extinction in pavlovian and instrumental learning[J]. Clinical Psychology Review, 1991,11(2):123-140.

[22] BUSTOS S G, MALDONADO H, MOLINA V A. Disruptive effect of midazolam on fear memory reconsolidation: decisive influence of reactivation time span and memory age[J]. Neuropsychopharmacology, 2009,34(2):446-457.

[23] CAHILL E N, MILTON A L. Neurochemical and molecular mechanisms underlying the retrieval-extinction effect[J]. Psychopharmacology(Berl), 2019,236(1):111-132.

[24] CAI W H, BLUNDELL J, HAN J, et al. Postreactivation glucocorticoids impair recall of established fear memory[J]. JNeurosci, 2006,26(37):9560-9566.

[25] CHALKIA A, SCHROYENS N, LENG L, et al. No persistent attenuation of fear memories in humans: a registered replication of the reactivation-extinction effect[J]. Cortex, 2020,129:496-509.

[26] CHALKIA A, VAN OUDENHOVE L, BECKERS T. Preventing the return of fear in humans using reconsolidation update mechanisms[J]. Cortex, 2020,129:510-525.

[27] CHAN W Y, LEUNG H T, WESTBROOK R F, et al. Effects of recent exposure to a conditioned stimulus on extinction of pavlovian fear conditioning[J]. Learn Mem, 2010,17(10):512-521.

[28] YAN C G, ZANG Y F. Dparsf: a matlab toolbox for "pipeline" data analysis of resting-state fmri[J]. Front Syst Neurosci, 2010,4:13.

[29] CHEN W, LI J, XU L, et al. Destabilizing different strengths of fear memories requires different degrees of prediction error during retrieval[J]. Frontiers in Behavioral Neuroscience,2020,14:598924.

[30] CHEN W, LI J, ZHANG X, et al. Retrieval-extinction as a reconsolidation-based treatment for emotional disorders: evidence from an extinction retention test shortly after intervention[J]. Behaviour Research and Therapy, 2021,139:103831.

[31] CHEN Y Y, ZHANG L B, LI Y, et al. Post-retrieval extinction prevents reconsolidation of methamphetamine memory traces and subsequent reinstatement of methamphetamine seeking[J]. Front Mol Neurosci, 2019,12:157.

[32] CHOY Y, FYER A J, LIPSITZ J D.Treatment of specific phobia in adults[J]. Clinical Psychology Review, 2007,27(3):266-286.

[33] CIESLIK E C, ZILLES K, CASPERS S, et al. Is there "one" dlpfc in cognitive action control? Evidence for heterogeneity from co-activation-based parcellation[J].Cereb Cortex,2013,23(11):2677-2689.

[34] COELHO C A O, DUNSMOOR J E, PHELPS E A. Compound stimulus extinction reduces spontaneous recovery in humans[J]. Learn Mem, 2015,22:5.

[35] D' ASTOLFO L, RIEF W. Learning about expectation violation from prediction error paradigms - a meta-analysis on brain processes following a prediction error[J]. Front Psychol, 2017,8:1253.

[36] DAS R K, LAWN W, KAMBOJ S K. Rewriting the valuation and salience of alcohol-related stimuli via memory reconsolidation[J]. Transl Psychiatry, 2015,5:e645.

[37] DE BEUKELAAR T T, WOOLLEY D G, WENDEROTH N. Gone for 60 seconds: Reactivation length determines motor memory degradation during reconsolidation[J]. Cortex, 2014,59:138-145.

[38] DE KLOET E R, OITZL M S, JOËLS M. Stress and cognition: are corticosteroids good or bad guys?[J]. Trends in Neurosciences, 1999,22(10):422-426.

[39] DEBIEC J, BUSH D E, LEDOUX J E.Noradrenergic enhancement of reconsolidation in the amygdala impairs extinction of conditioned fear in rats--a possible mechanism for the persistence of traumatic memories in PTSD[J]. Depress Anxiety, 2011,28(3):186-193.

[40] DEBIEC J, LEDOUX J E, NADER K. Cellular and system reconsolidation in the hippocampus[J]. Neuron,2006,36(3):527-538.

[41] DELGADO M R, NEARING K I, LEDOUX J E, et al. Neural circuitry underlying the regulation of conditioned fear and its relation to extinction[J]. Neuron, 2008,59(5):829-838.

[42] DÍAZ-MATAIX L, RUIZ MARTINEZ R C, SCHAFE G E, et al. Detection of a temporal error triggers reconsolidation of amygdala-dependent memories[J]. Curr Biol, 2013,23(6):467-472.

[43] DO-MONTE F H, QUINONES-LARACUENTE K, QUIRK G J. A temporal shift in the circuits mediating retrieval of fear memory[J]. Nature, 2015,519(7544):460-463.

[44] DREXLER S M, MERZ C J, HAMACHER-DANG T C, et al. Effects of cortisol on reconsolidation of reactivated fear memories[J]. Neuropsychopharmacology, 2015,40(13):3036-3043.

[45] DREXLER S M, MERZ C J, WOLF O T. Preextinction stress prevents context-related renewal of fear[J]. Behav Ther, 2018,49(6):1008-1019.

[46] DUNCAN K, CURTIS C, DAVACHI L. Distinct memory signatures in the hippocampus: Intentional states distinguish match and mismatch enhancement signals[J]. Journal of Neuroscience, 2009,29(1):131-139.

[47] DUNSMOOR J E, BANDETTINI P A, KNIGHT D C. Neural correlates of unconditioned response diminution during pavlovian conditioning[J]. Neuroimage, 2008,40(2):811-817.

[48] DUVARCI S, MAMOU C B, NADER K. Extinction is not a sufficient condition to prevent fear memories from undergoing reconsolidation in the basolateral amygdala[J]. Eur J Neurosci, 2006,24(1):249-260.

[49] DUVARCI S, NADER K. Characterization of fear memory reconsolidation[J]. J Neurosci, 2004,24(42):9269-9275.

[50] EISENBERG M, KOBILO T, BERMAN D E, et al. Stability of retrieved memory: Inverse correlation with trace dominance[J].Science, 2003,301(5636):1102-1104.

[51] ELSEY J W, KINDT M. Tackling maladaptive memories through reconsolidation: from neural to clinical science[J]. Neurobiology of Learning &Memory, 2017,142(8): 108-117.

[52] ELSEY J W, VAN AST V A, KINDT M. Human memory reconsolidation: a guiding framework and critical review of the evidence[J].Psychol Bull,2018,144(7):797-848.

[53] EXTON-MCGUINNESS M T, LEE J L, REICHELT A C. Updating memories--the role of prediction errors in memory reconsolidation[J]. Behav Brain Res, 2015,278:375-384.

[54] FALLS W A, MISERENDINO M J, DAVIS M. Extinction of fear-potentiated startle: blockade by infusion of an nmda antagonist into the amygdala[J]. Journal of Neuroscience, 1992,12(3):854-863.

[55] FERNANDEZ R S, BAVASSI L, FORCATO C, et al. The dynamic nature of the reconsolidation process and its boundary conditions: evidence based on human tests[J]. Neurobiol Learn Mem, 2016,130:202-212.

[56] FERNANDEZ R S, BOCCIA M M, PEDREIRA M E. The fate of memory: reconsolidation and the case of prediction error[J]. Neurosci Biobehav Rev, 2016,68:423-441.

[57] FRANKLAND P W, DING H K, TAKAHASHI E, et al. Stability of recent and remote contextual fear memory[J].Learn Mem, 2006,13(4):451-457.

[58] FURLONG T M, COLE S, HAMLIN A S, et al.The role of prefrontal cortex in predictive fear learning[J]. Behav Neurosci, 2010,124(5):574-586.

[59] FURLONG T M, PAN M J, CORBIT L H. The effects of compound stimulus extinction and inhibition of noradrenaline reuptake on the renewal of alcohol seeking[J]. Transl Psychiatry, 2015,5:e630.

[60] GABAY S, PERTZOV Y, HENIK A. Orienting of attention, pupil size, and the norepinephrine system[J]. Attention Perception & Psychophysi cs,2011,73(1):123-129.

[61] GALLISTEL C R, GIBBON J. Time, rate, and conditioning[J]. Psychological Review, 2000,107(2):289-344.

[62] GARRISON J, ERDENIZ B, DONE J. Prediction error in reinforcement learning: a meta-analysis of neuroimaging studies[J]. Neurosci Biobehav Rev, 2013,37(7):1297-1310.

[63] GASQUOINE P G. Localization of function in anterior cingulate cortex: from psychosurgery to functional neuroimaging[J]. Neurosci Biobehav Rev, 2013,37(3):340-348.

[64] GERA R, BARAK S, SCHONBERG T. Counterconditioning following memory retrieval diminishes the reinstatement of appetitive memories in humans[J]. Sci Rep, 2019,9(1):9213.

[65] GOLD P E, VAN BUSKIRK R B. Facilitation of time-dependent memory processes with posttrial epinephrine injections[J]. Behav Biol,1975,13:8.

[66] GOLKAR A, BELLANDER M, OLSSON A, et al. Are fear memories erasable?-reconsolidation of learned fear with fear-relevant and fearirrelevant stimuli[J]. Front Behav Neurosci, 2012,6:80.

[67] GOLKAR A, TJADEN C, KINDT M. Vicarious extinction learning during reconsolidation neutralizes fear memory[J]. Behav Res Ther, 2017,92:87-93.

[68] GOLTSEKER K, BOLOTIN L, BARAK S. counterconditioning during reconsolidation prevents relapse of cocaine memories.[J]. Nature Publishing Group, 2017(3):716-726.

[69] GRAFF J, JOSEPH N F, HORN M E, et al. Epigenetic priming of memory updating during reconsolidation to attenuate remote fear memories[J]. Cell, 2014,156(1-2):261-276.

[70] GRECO J A, LIBERZON I. Neuroimaging of fear-associated learning[J]. Neuropsychopharmacology, 2016,41(1):320-334.

[71] GU Y, HU X, PAN W, et al. Neural activities underlying the feedback express salience prediction errors for appetitive and aversive stimuli[J]. Sci Rep, 2016,6:34032.

[72] HAAKER J, GOLKAR A, HERMANS, D, et al. A review on human reinstatement studies: an overview and methodological challenges[J]. Learn Mem, 2014,21(9):424-440.

[73] HAMANN S. Cognitive and neural mechanisms of emotional memory[J]. Trends in Cognitive Sciences, 2001,5(9):394-400.

[74] HARRIS J A, ANDREW B J, LIVESEY E J. The content of compound conditioning[J]. J Exp Psychol Anim Behav Process, 2012,38(2):157-166.

[75] HOLLAND P C, SCHIFFINO F L. Mini-review: prediction errors, attention and associative learning[J]. Neurobiol Learn Mem, 2015,131:207-215.

[76] HU J, WANG W, HOMAN P, et al. Reminder duration determines threat memory modification in humans[J]. Sci Rep, 2018,8(1):8848.

[77] HUPBACH A. The specific outcomes of reactivation-induced memory changes depend on the degree of competition between old and new information[J].Front Behav Neurosci, 2011,5:33.

[78] HUPBACH A, GOMEZ R, HARDT O, et al. Reconsolidation of episodic memories: a subtle reminder triggers integration of new information[J]. Learn Mem, 2007,14(1-2):47-53.

[79] ISHII D, MATSUZAWA D, MATSUDA S, et al. An isolated retrieval trial before extinction session does not prevent the return of fear[J]. Behav Brain Res, 2015,287:139-145.

[80] JAMES E L, BONSALL M B, HOPPITT L, et al. Computer game play reduces intrusive memories of experimental trauma via reconsolidationupdate mechanisms[J]. Psychological Science, 2015,26(8):1201-1215.

[81] JANAK P H, BOWERS M S, CORBIT L H. Compound stimulus presentation and the norepinephrine reuptake inhibitor atomoxetine enhance long-term extinction of cocaine-seeking behavior[J]. Neuropsychopharmacology, 2012,37(4):975-985.

[82] JARDINE K H, HUFF A E, WIDEMAN C E, et al. The evidence for and against reactivation-induced memory updating in humans and nonhuman animals[J]. Neurosci Biobehav Rev, 2022,136:104598.

[83] JESSICA C, BENJAMIN G, RICHARD A. The role of stress during memory reactivation on intrusive memories[J]. Neurobiology of Learning and Memory, 2015,123:28-34.

[84] JOHANSEN, JOSHUA P, DÍAZ-MATAIX, et al. Hebbian and neuromodulatory mechanisms interact to trigger associative memory formation[J]. Proceedings of the National Academy of Sciences of the United States of America,2014,111(51):E5584-E5592.

[85] JONES C E, RINGUET S, MONFILS M H. Learned together, extinguished apart: reducing fear to complex stimuli[J]. Learn Mem, 2013,20(12):674-685.

[86] KIM J H, RICHARDSON R. The effect of the mu-opioid receptor antagonist naloxone on extinction of conditioned fear in the developing rat[J]. Learn Mem, 2009,16(3):161-166.

[87] KINDT M. The surprising subtleties of changing fear memory: a challenge for translational science[J].Philosophical Transactions of the Royal Society of London. Series B, Biological sciences,2018,373(1742):1256.

[88] KINDT M, SOETER M. Reconsolidation in a human fear conditioning study: a test of extinction as updating mechanism[J]. Biol Psychol, 2013,92(1):43-50.

[89] KINDT M, SOETER M, SEVENSTER D. Disrupting reconsolidation of fear memory in humans by a noradrenergic beta-blocker[J]. Learn Mem,2014,18 (6): 357-366.

[90] KINDT M, SOETER M, VERVLIET B. Beyond extinction: Erasing human fear responses and preventing the return of fear[J]. Nature Neuroscien ce,2009,12(3):256-258.

[91] KOENIGS M, HUEY E D, RAYMONT V, et al. Focal brain damage protects against post-traumatic stress disorder in combat veterans[J]. Nature Neuroscience,2008,11(2):232-237.

[92] KREDLOW M A, UNGER L D, OTTO M W. Harnessing reconsolidation to weaken fear and appetitive memories: a meta-analysis of post-retrieval extinction effects[J]. Psychological Bulletin, 2016,142(3):314-336.

[93] KROES M C, TONA K D, DEN OUDEN H E, et al. How administration of the beta-blocker propranolol before extinction can prevent the return of fear[J].Neuropsychopharmacology: Official Publication of the American College of Neuropsychopharmacology, 2016,41(6):1569-1578.

[94] KUHLMANN S, PIEL M, WOLF O T. Impaired memory retrieval after psychosocial stress in healthy young men[J]. J Neurosci, 2005,25(11):2977-2982.

[95] KUMARAN D, MAGUIRE E A.The dynamics of hippocampal activation during encoding of overlapping sequences[J]. Neuron, 2006,49(4):617-629.

[96] LEE J L, MILTON A L, EVERITT B J. Reconsolidation and extinction of conditioned fear: Inhibition and potentiation[J]. J Neurosci, 2006,26(39):10051-10056.

[97] LEE J L C, EVERITT B J, THOMAS K L. Independent cellular processes for hippocampal memory consolidation and reconsolidation[J].Science, 2004,304(5672):839-843.

[98] LEE J L C, MILTON A L, EVERITT B J.Reconsolidation and extinction of conditioned fear: Inhibition and potentiation[J].Journal of Neuroscience, 2006,26(39):10051-10056.

[99] LI J, CHEN W, CAO YJ, et al. Moderate partially reduplicated conditioned stimuli as retrieval cue can increase effect on preventing relapse of fear to compound stimuli[J]. Front Hum Neurosci, 2017,11:575.

[100] LISMAN J E, GRACE A A.The hippocampal-vta loop: Controlling the entry of information into long-term memory[J]. Neuron, 2005,46(5):703-713.

[101] LIU J, ZHAO L, XUE Y, et al. An unconditioned stimulus retrieval extinction procedure to prevent the return of fear memory[J]. Biol Psychiatry, 2014,76(11):895-901.

[102] LIU T S, LUO Y J, MA H, et al. The establishment and assessment of a native affective sound system[J]. Psychological Science, 2006,29(2):406-408.

[103] LIU X, MA L, LI H H, et al. B-arrestin-biased signaling mediates memory reconsolidation[J]. Proceedings of the National Academy of Sciences,2015,112(14):44.

[104] LOGOTHETIS N K, PAULS J, POGGIO T. Shape representation in the inferior temporal cortex of monkeys[J]. Current Biology, 1995,5(5):552-563.

[105] LONG N M, LEE H, KUHL B A. Hippocampal mismatch signals are modulated by the strength of neural predictions and their similarity to outcomes[J]. J Neurosci, 2016,36(50):12677-12687.

[106] LONSDORF, TINA B, MENZ, et al. Don't fear 'fear conditioning': methodological considerations for the design and analysis of studies on human fear acquisition, extinction, and return of fear[J]. Neuroscience and Biobehavioral Reviews,2017,77:247-285.

[107] LUKS T L, OLIVEIRA M, POSSIN K L, et al. Atrophy in two attention networks is associated with performance on a flanker task in neurodegenerative disease[J]. Neuropsychologia, 2010,48(1):165–170.

[108] LUO Y X, XUE Y X, LIU J F, et al. A novel ucs memory retrieval–extinction procedure to inhibit relapse to drug seeking[J]. Nat Commun, 2015,6:7675.

[109] XIA M R,WANG J H, HE Y, et al. Brainnet viewer: a network visualization tool for human brain connectomics[J]. PLoS One, 20132,8(7):68910.

[110] MACDONALD A W, COHEN J D, STENGER V A, et al. Dissociating the role of the dorsolateral prefrontal and anterior cingulate cortex in cognitive control[J]. Science, 2000, 288 (5472):1835–1838.

[111] MALDJIAN J A, LAURIENTI P J, KRAFT R A, et al. An automated method for neuroanatomic and cytoarchitectonic atlas–based interrogation of fMRI data sets[J]. Neuroimage, 2003,19(3):1233–1239.

[112] MAREN S, CHANG C. Recent fear is resistant to extinction[J]. Proceedings of the National Academy of Sciences, 2006,103(47):18020–18025.

[113] MATSUMOTO M, HIKOSAKA O. Two types of dopamine neuron distinctly conveypositive and negative motivational signals[J]. Nature,2009, 459:837–841.

[114] MCGAUGH J L. Memory—a century of consolidation[J]. Science, 2000,287(5451):248–251.

[115] MCGAUGH J L, ROOZENDAAL B. Role of adrenal stress hormones in the forming of lasting memories in the brain[J]. Current Opinion of Neurobiology, 2002, 12: 205–210.

[116] MCKENZIE S, EICHENBAUM H. Consolidation and reconsolidation: two lives of memories?[J]. Neuron, 2011,71(2):224–233.

[117] MCNALLY R J. Cognitive abnormalities in post–traumatic stress disorder[J]. Trends Cogn Sci, 2006,10(6):271–277.

[118] MCREYNOLDS J R, DONCHECK E M, LI Y, et al. Stress promotes drug seeking through glucocorticoid-dependent endocannabinoid mobilization in the prelimbic cortex[J]. Biological Psychiatry, 2018, 84: 85–94.

[119] MEIR DREXLER S, WOLF O T. Stress disrupts the reconsolidation of fear memories in men[J]. Psychoneuroendocrinology, 2017,77:95–104.

[120] MERLO E, MILTON A L, EVERITT B J. Enhancing cognition by affecting memory reconsolidation[J]. Current Opinion in Behavioral Sciences, 2015,4:41–47.

[121] MERLO E, MILTON A L, GOOZEE Z Y, et al. Reconsolidation and extinction are dissociable and mutually exclusive processes: behavioral and molecular evidence[J]. J Neurosci, 2014,34(7):2422–2431.

[122] MILAD M R, ORR S P, LASKO N B, et al. Presence and acquired origin of reduced recall for fear extinction in PTSD: results of a twin study[J]. J Psychiatr Res, 2008,42(7):515–520.

[123] MILAD M R, PITMAN R K, ELLIS C B, et al. Neurobiological basis of failure to recall extinction memory in posttraumatic stress disorder[J]. Biological Psychiatry, 2009,66(12):1075.

[124] MILAD M R, PITMAN R K, ELLIS C B, et al. Neurobiological basis of failure to recall extinction memory in posttraumatic stress disorder[J]. Biol Psychiatry, 2009,66(12):1075–1082.

[125] MILAD M R, RAUCH S L, PITMAN R K, et al. Fear extinction in rats: Implications for human brain imaging and anxiety disorders[J]. Biol Psychol, 2006,73(1):61–71.

[126] MILEKIC M H, ALBERINI C M. Temporally graded requirement for protein synthesis following memory reactivation[J]. Neuron,2002,36:521–524.

[127] MILLER R R, MATZEL L D. Retrieval failure versus memory loss in experimental amnesia: definitions and processes[J]. Learn Mem, 2006,13(5):491–497.

[128] MISANIN J R, MILLER R R, LEWIS D J. Retrograde amnesia produced by electroconvulsive shock after reactivation of a consolidated memory trace[J]. Science, 1968,160(3827):554–555.

[129] MITCHELL K, JOHNSON M, RAYE C, et al. Prefrontal activity associated with source monitoring in a working memory task[J]. J Cogn Neurosci, 2004,16(6):321–325.

[130] MONFILS M-H, COWANSAGE K K, KLANN E, et al. Extinction-reconsolidation boundaries: key to persistent attenuation of fear memories[J]. Science, 2009, 324(5929): 951–955.

[131] MONFILS M H, HOLMES E A. Memory boundaries: opening a window inspired by reconsolidation to treat anxiety, trauma–related, and addiction disorders[J]. The Lancet Psychiatry, 2018,5(12):1032–1042.

[132] MOORE S A. Cognitive abnormalities in posttraumatic stress disorder[J]. Curr Opin Psychiatry, 2009,22(1):19–24.

[133] MYERS K M, RESSLER K J, DAVIS M. Different mechanisms of fear extinction dependent on length of time since fear acquisition[J].Learn Mem, 2006,13(2):216–223.

[134] NADER K. Reconsolidation and the dynamic nature of memory[J]. Cold Spring Harb Perspect Biol, 2015,7(10):a021782.

[135] NADER K, SCHAFE G E, DOUX J E L. Fear memories require protein synthesis in the amygdala for reconsolidation after retrieval[J]. Nature, 2000,406(6797):722.

[136] NIKZAD S, VAFAEI A A, RASHIDY-POUR A, et al. Systemic and intrahippocampal administrations of the glucocorticoid receptor antagonist ru38486 impairs fear memory reconsolidation in rats[J]. Stress, 2011,14(4):459–464.

[137] ORSINI C A, MAREN S. Neural and cellular mechanisms of fear and extinction memory formation[J]. Neuroscience & Biobehavioral Reviews, 2012,36(7):1773–1802.

[138] PEARCE J M, HALL G. A model for Pavlovian learning: variations in the effectiveness of conditioned but not of unconditioned stimuli[J]. Psychol Rev,1980,87(6):532–552.

[139] PEDREIRA M E, MALDONADO H. Protein synthesis subserves reconsolidation or extinction depending on reminder duration[J]. Neuron, 2013,38(6):863–869.

[140] PENZO M A, ROBERT V, TUCCIARONE J, et al. The paraventricular thalamus controls a central amygdala fear circuit[J]. Nature, 2015,519:455–459.

[141] PHELPS E A, DELGADO M R, NEARING K I, et al. Extinction learning in humans: role of the amygdala and vmPFC[J]. Neuron, 2004,43(6):897–905.

[142] QUAEDFLIEG C, SCHWABE L. Memory dynamics under stress[J]. Memory, 2018,26(3):364–376.

[143] QUIRARTE G L, DE LA TEJA I S, CASILLAS M, et al. Corticosterone infused into the dorsal striatum selectively enhances memory consolidation of cued water–maze training[J]. Learn Mem, 2009,16(10):586–589.

[144] BRADLEY R, GREENE J, RUSS E, et al. A multidimensional meta-analysis of psychotherapy for PTSD – national library of medicine – pubmed health[J]. Centre for Reviews & Dissemination, 2005,162:2.

[145] RACZKA K A, MECHIAS M L, GARTMANN N, et al. Empirical support for an involvement of the mesostriatal dopamine system in human fear extinction[J].Transl Psychiatry, 2001,1:12.

[146] RAIO C M, BRIGNONI–PEREZ E, GOLDMAN R, et al. Acute stress impairs the retrieval of extinction memory in humans[J]. Neurobiol Learn Mem, 2014,112:212–221.

[147] RAIO C M, OREDERU T A, PALAZZOLO L, et al. Cognitive emotion regulation fails the stress test[J]. Proc Natl Acad Sci USA, 2013,110(37):15139–15144.

[148] RAJKOWSKI J P K, KUBIAK P, ASTON–JONES G. Correlations between locus coeruleus (LC) neural activity, pupil diameter and behavior in monkey support a role of LC in attention[J].Society for Neuroscience Abstracts,1993,19:974.

[149] RAMIREZ S, LIU X, LIN P A, et al. Creating a false memory in the hippocampus[J].Science, 2013,341(6144):387.

[150] ROBINSON M J, FRANKLIN K B. Reconsolidation of a morphine place preference: Impact of the strength and age of memory on disruption by propranolol and midazolam[J]. Behav Brain Res, 2010,213(2):201–207.

[151] ROBINSON O J, OVERSTREET C, CHARNEY D R, et al. Stress increases aversive prediction error signal in the ventral striatum[J]. Proc Natl Acad Sci U S A, 2013,110(10):4129–4133.

[152] ROGERS M A, KASAI K, KOJI M, et al. Executive and prefrontal dysfunction in unipolar depression: a review of neuropsychological and imaging evidence[J].Neurosci Res, 2004,50(1):1–11.

[153] ROOZENDAAL B. Glucocorticoids and the regulation of memory consolidation[J]. Psychoneuroendocrinology. 2000,25(3):213–238.

[154] SARA S J. Retrieval and reconsolidation: toward a neurobiology of remembering[J]. Learning and Memory, 2000,7:73–84.

[155] SARA S J, BOURET S. Orienting and reorienting: the locus coeruleus mediates cognition through arousal[J]. Neuron, 2012,76(1):130–141.

[156] SCHILLER D, KANEN J W, LEDOUX J E, et al. Extinction during reconsolidation of threat memory diminishes prefrontal cortex involvement[J]. Proc Natl Acad Sci U S A, 2013,110(50):20040–20045.

[157] SCHILLER D, LEVY I, NIV Y, et al. From fear to safety and back: reversal of fear in the human brain[J]. Journal of Neuroscience, 2008,28(45):11517.

[158] SCHILLER D, MONFILS M H, RAIO C M, et al. Preventing the return of fear in humans using reconsolidation update mechanisms[J]. Nature, 2010,463(7277):49–53.

[159] SCHULTZ W. Predictive reward signal of dopamine neurons[J]. Journal of Neurophysiology, 1998,80(1):1–27.

[160] SCHULTZ W. Multiple reward signals in the brain.[J]. Nature Reviews Neuroscience, 2000,1:199–207.

[161] SCHULTZ W. Dopamine reward prediction–error signalling: a two component response[J]. Nature Reviews Neuroscience, 2016,17(3):183–195.

[162] SCHWABE L, JOELS M, ROOZENDAAL B, et al. Stress effects on memory: an update and integration[J]. Neurosci Biobehav Rev, 2012,36(7):1740–1749.

[163] SCHWABE L, NADER K, PRUESSNER J C. Reconsolidation of human memory: brain mechanisms and clinical relevance[J]. Biol Psychiatry, 2014,76(4):274–280.

[164] SEVENSTER D, BECKERS T, KINDT M. Prediction error governs pharmacologically induced amnesia for learned fear[J]. Science, 2013,339(6121):830–833.

[165] SEVENSTER D, BECKERS T, KINDT M. Fear conditioning of SCR but not the startle reflex requires conscious discrimination of threat and safety[J]. Front Behav Neurosci, 2014,8:32.

[166] SEVENSTER D, BECKERS T, KINDT M. Prediction error demarcates the transition from retrieval, to reconsolidation to new learning[J]. Learn Mem, 2014,21(11):580–584.

[167] SEVENSTER D, VISSER R M, D'HOOGE R. A translational perspective on neural circuits of fear extinction: current promises and challenges[J]. Neurobiol Learn Mem, 2018,155:113–126.

[168] SHOHAMY D, WAGNER A D. Integrating memories in the human brain: hippocampal–midbrain encoding of overlapping events[J].Neuron, 2008, 60(2):378–389.

[169] SIMON N M, CONNOR K M, LANG A J, et al. Paroxetine CR augmentation for posttraumatic stress disorder refractory to prolonged exposure therapy[J]. J Clin Psychiatry, 2008,69(3):400–405.

[170] SMITH E E, JONIDES J. Storage and executive processes in the frontal lobes[J].Science,1999, 283(5408): 1657–1661.

[171] SOETER M, KINDT M. Disrupting reconsolidation: pharmacological and behavioral manipulations[J]. Learn Mem, 2011,18(6):357–366.

[172] SOETER M, KINDT M. An abrupt transformation of phobic behavior after a post–retrieval amnesic agent[J]. Biol Psychiatry, 2015,78(12):880–886.

[173] SOETER M, KINDT M. Retrieval cues that trigger reconsolidation of associative fear memory are not necessarily an exact replica of the original learning experience[J]. Front Behav Neurosci, 2015,9:122.

[174] SONG X W, DONG Z Y, LONG X Y, et al. Rest: a toolkit for resting–state functional magnetic resonance imaging data processing[J]. PLoS One, 2011,6(9):e25031.

[175] SORIA G, BARBANO M F, MALDONADO R, et al. A reliable method to study cue–, priming–, and stress–induced reinstatement of cocaine self–administration in mice[J]. Psychopharmacology(Berl), 2008,199(4):593–603.

[176] SPIEGLER B J, MISHKIN M. Evidence for the sequential participation of inferior temporal cortex and amygdala in the acquisition of stimulus–reward associations[J]. Behavioural Brain Research, 1981,3(3):303–317.

[177] SPOORMAKER V I, ANDRADE K C, SCHROTER M S, et al. The neural correlates of negative prediction error signaling in human fear conditioning[J]. Neuroimage, 2011,54(3):2250–2256.

[178] SPOORMAKER V I, SCHROTER M S, ANDRADE K C, et al. Effects of rapid eye movement sleep deprivation on fear extinction recall and prediction error signaling[J]. Hum Brain Mapp, 2012,33(10):2362–2376.

[179] SUZUKI A, JOSSELYN S A, FRANKLAND P W, et al. Memory reconsolidation and extinction have distinct temporal and biochemical signatures[J]. J Neurosci, 2004,24(20):4787–4795.

[180] TAY K R, FLAVELL C R, CASSINI L, et al. Postretrieval relearning strengthens hippocampal memories via destabilization and reconsolidation[J]. J Neurosci, 2019,39(6):1109–1118.

[181] TOVOTE P, FADOK J P, LÜTHI A. Neuronal circuits for fear and anxiety[J]. Nature Reviews Neuroscience, 2015,16(6):317–331.

[182] TRONEL S, ALBERINI C M. Persistent disruption of a traumatic memory by post–retrieval inactivation of glucocorticoid receptors in the amygdala[J]. Biol Psychiatry, 2007,62(1):33–39.

[183] TRONSON N C, WISEMAN S L, OLAUSSON P, et al. Bidirectional behavioral plasticity of memory reconsolidation depends on amygdalar protein kinase A[J]. Nature Neuroscience, 2006,9:167–169.

[184] VERVLIET B, CRASKE M G, HERMANS D. Fear extinction and relapse: state of the art[J]. Annu Rev Clin Psychol, 2013,9:215–248.

[185] WANG H, ZHU X. Effect of noradrenergic regulation on prevention and treatment of posttraumatic stress disorder[J]. Advances in Psychological Science, 2016,24(6):923.

[186] WANG S H, DE OLIVEIRA A L, NADER K. Cellular and systems mechanisms of memory strength as a constraint on auditory fear reconsolidation[J]. Nat Neurosci, 2009,12(7):905–912.

[187] WINTERS B D, TUCCI M C, DACOSTA–FURTADO M. Older and stronger object memories are selectively destabilized by reactivation in the presence of new information[J]. Learn Mem, 2009,16(9):545–553.

[188] YAN X, YI L, PING W, et al. A memory retrieval–extinction procedure to prevent drug craving and relapse[J]. Science, 2012, 336(6078):241–245.

[189] YANG Y, JIE J, LI J, et al. A novel method to trigger the reconsolidation of fear memory[J]. Behaviour Research and Therapy, 2019,122:103461.

[190] ZUCCOLO P F, HUNZIKER M H L. A review of boundary conditions and variables involved in the prevention of return of fear after post–retrieval extinction[J]. Behav Processes,2019,162:39–54.

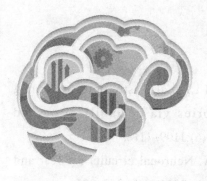

附　录

附录1　PANAS 正性负性情绪量表

性别：＿＿＿＿＿　姓名：＿＿＿＿＿＿＿＿＿＿　编号：＿＿＿＿＿＿＿＿　天数：＿＿＿＿＿

指导语：请根据你此刻的心情在相应的答案上打勾或画圈。

项　目	几乎没有	比较少	中等程度	比较多	极其多
1. 感兴趣的	①	②	③	④	⑤
2. 心烦的	①	②	③	④	⑤
3. 精神活力高的	①	②	③	④	⑤
4. 心神不宁的	①	②	③	④	⑤
5. 劲头足的	①	②	③	④	⑤
6. 内疚的	①	②	③	④	⑤
7. 恐惧的	①	②	③	④	⑤
8. 敌意的	①	②	③	④	⑤
9. 热情的	①	②	③	④	⑤
10. 自豪的	①	②	③	④	⑤
11. 易怒的	①	②	③	④	⑤
12. 警觉性高的	①	②	③	④	⑤
13. 害羞的	①	②	③	④	⑤
14. 备受鼓舞的	①	②	③	④	⑤

续　表

项　目	几乎没有	比较少	中等程度	比较多	极其多
15. 紧张的	①	②	③	④	⑤
16. 意志坚定的	①	②	③	④	⑤
17. 注意力集中的	①	②	③	④	⑤
18. 坐立不安的	①	②	③	④	⑤
19. 有活力的	①	②	③	④	⑤
20. 害怕的	①	②	③	④	⑤

附录 2   STAI 状态与特质焦虑问卷

（Т）姓名：_____   编号：_____   天数：_____

指导语：下面列出的是一些人们常常用来描述他们自己的语句，请阅读每一个语句，然后选择适当的选项来表示你现在最恰当的感觉，也就是你此时此刻的感觉。

项　目	完全没有	有些	中等程度	非常明显
1. 我感到愉快	①	②	③	④
2. 我感到神经过敏和不安	①	②	③	④
3. 我感到自我满足	①	②	③	④
4. 我希望能像别人那样高兴	①	②	③	④
5. 我感到我像衰竭一样	①	②	③	④
6. 我感到很宁静	①	②	③	④
7. 我是平静的、冷静的和泰然自若的	①	②	③	④
8. 我感到困难——堆集起来，因此无法克服	①	②	③	④
9. 我过分忧虑一些事，实际这些事无关紧要	①	②	③	④
10. 我是高兴的	①	②	③	④
11. 我的思想处于混乱状态	①	②	③	④
12. 我缺乏自信心	①	②	③	④
13. 我感到安全	①	②	③	④
14. 我容易做出决断	①	②	③	④
15. 我感到不合适	①	②	③	④
16. 我是满足的	①	②	③	④
17. 一些不重要的思想总缠绕着我，并打扰我	①	②	③	④
18. 我产生的沮丧是如此强烈，以致我不能从思想中排除它们	①	②	③	④
19. 我是一个镇定的人	①	②	③	④
20. 当我考虑我目前的事情和利益时，我就陷入紧张状态	①	②	③	④

（S）姓名：＿＿＿＿＿＿＿　　编号：＿＿＿＿＿＿＿＿＿　　天数：＿＿＿＿＿＿

指导语：下面列出的是一些人们常常用来描述他们自己的语句，请阅读每一个语句，然后选择适当的选项来表示你现在最恰当的感觉，也就是你此时此刻最恰当的感觉。没有对或错的回答，不要对任何一个答案花太多的时间去考虑，但所给的回答应该是你现在最恰当的感觉。

项 目	完全没有	有些	中等程度	非常明显
1. 我感到心情平静	①	②	③	④
2. 我感到安全	①	②	③	④
3. 我是紧张的	①	②	③	④
4. 我感到紧张束缚	①	②	③	④
5. 我感到安逸	①	②	③	④
6. 我感到烦乱	①	②	③	④
7. 我现在正烦恼，感到这种烦恼超过了可能的不幸	①	②	③	④
8. 我感到满意	①	②	③	④
9. 我感到害怕	①	②	③	④
10. 我感到舒适	①	②	③	④
11. 我有自信心	①	②	③	④
12. 我觉得神经过敏	①	②	③	④
13. 我极度紧张不安	①	②	③	④
14. 我优柔寡断	①	②	③	④
15. 我是轻松的	①	②	③	④
16. 我感到心满意足	①	②	③	④
17. 我是烦恼的	①	②	③	④
18. 我感到慌乱	①	②	③	④
19. 我感觉镇定	①	②	③	④
20. 我感到愉快	①	②	③	④

附录3　主观感受测试

请评价你现在的感受，选择适合你感受的数字，并写在纸上。

你在多大程度上感到有压力、疼痛和不愉快?

0	1	2	3	4	5	6	7	8	9
完全没有	极轻微	轻微	少量	较少	一般	有点多	较多	很多	极多

附录4　外显记忆测试

（1）对你现在的心情愉悦度从低到高按照 1～7 进行评分。

1	2	3	4	5	6	7
非常不舒服			中等			非常愉悦

（2）你觉得刚刚呈现的刺激在第一天伴随了（　　）次电击，在同样的刺激中伴随电击的比例是（　）%。

（3）你觉得刚刚呈现的刺激在第二天伴随了（　　）次电击，在同样的刺激中伴随电击的比例是（　）%。

（4）你觉得刚刚呈现的刺激在第三天伴随了（　　）次电击，在同样的刺激中伴随电击的比例是（　）%。

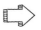

附录 5　神经生理解剖学缩写词汇表

PVT——paraventricular thalamus，丘脑室旁核；

ASO——antisense oligonucleotides，反义寡核苷酸；

BDNF——brain-derived neurotrophic facto，脑源性神经营养因子；

cAMP——adenosine 3′，5′-cyclic monophosphate，腺苷 -3′，5′- 环化一磷酸；

CREB——cAMP-response element-binding protein，环磷腺苷效应元件结合蛋白；

GRs——glucocorticoid receptors，糖皮质激素受体；

LTP——long-term potentiation，长时程增强；

NMDA——N-methyl-D-aspartate，N- 甲基 -D- 天冬氨酸受体；

HDACs——histone deacetylases，组蛋白脱乙酰化酶；

ERK——extracellular regulated kinase，细胞外信号调节激酶；

AMG——amygdala，杏仁核；

HIP——hippocampus，海马体；

ACC——anterior cingulate cortex，前扣带回；

BLA——basolateral amygdala，杏仁核基底外侧核；

vmPFC——ventromedial prefrontal cortex，腹内侧前额叶；

dlPFC——dorsolateral prefrontal cortex，背外侧前额叶；

IT——inferior Temporal gyrus，颞下回；

STG——superior temporal gyrus，颞上回；

LG——Lingual gyrus，舌回；

MOG——middle occipital gyrus，枕中回；

FFG——fusiform gyrus，梭状回；

vStr——ventral striatum，腹侧纹状体；

VTA——ventral tegmental area，腹侧被盖区；

SNc——substantia nigra pars compacta，黑质致密部；

PAG——periaqueductal gray，中脑水管周围灰质。

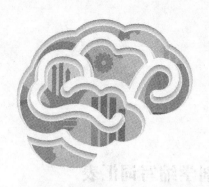

代后记——谈预期与 90 分的人生

笔者深受朱光潜先生《谈读书》《谈动》《谈十字街头》等系列文章的影响，遂结合自身关于"预期错误与负性记忆消退"的研究领域，试谈一下这一领域的研究发现与我们日常生活的关系。

一、"知不足而学"

对于人类而言，之所以有学习，是因为有错误。常言道，"失败是成功之母"，但我们也可以说"错误是学习之父"。

错误驱动的学习理论认为，刺激物所带来的强化物必须是让人感到惊讶的或不可预测的，个体才会形成学习。当某种行为引起了意料之外的结果时，个体就会产生新的学习；如果实际结果完全符合预期，与脑中存储的原始记忆相吻合，个体就不会产生新学习；而如果已经习得的行为不再带有预期的结果，则该行为就会消退。预期结果与实际结果之间的差异或不匹配（mismatch），被称为预期错误（PE）。举个例子，北方人小王从小认为蟑螂都是小虫子，没什么好怕的，不料到南方上大学以后在宿舍看到一只奇大无比的蟑螂朝他飞过来而大惊失色，蟑螂的大小完全超出了他原本的预期（产生了预期错误），因而从此他对蟑螂有了全新的认知。可见，学习本质上是一个由"错误"驱动的过程。

由此可见，虽古语云"学而知不足"，但反过来说更有道理，就是"知不足而学"。没有"知不足"就不能有效地学习，从这个意义上看，"满分"的人生难以进步。

二、人间的"忘情水"

研究证明，记忆是可以被改变的，但是有条件，其中一个很重要的条件是要有意外、要有惊讶、要感受到不同。

人头脑中的记忆远没有我们想象中那么牢固。记忆再巩固理论认为，对于已进入稳定状态的长时记忆，在使用线索进行提取激活之后，其会重返不稳定状态，变得容易受到干扰，需要经历一定的过程才能重新稳定，这一阶段被称为记忆的"再巩固"。就恐惧记忆的消除而言，记忆唤醒和打开恐惧记忆再巩固窗口是保证恐惧消退效果、阻止恐惧返回的两个必不可少的前提条件。

三、关于改变是如何发生的

要想改变自己，首先要有预期。人生与预期有着千丝万缕的关系。对于个体而言，朝向目标的努力先要有一个预想的结果，那么这个行为才可能有效。大众常得到的忠告是对自己要有合理的预期，强调调整预期，这种想法无外乎是要避免失望，正所谓"期望越大失望也就越大"，但是这种推论未免过于悲观。实际上，从本研究看，预期高或者低对于改变来说不是最重要的，重要的是预期结果和实际结果之间的差距，也就是说，与实际结果的相对差距是改变的主要因素。当然，这个差距也不是越小越好，如果想有切实的变化，那么这个差距反而越大越好。或许"失望"会变大，但"惊喜"也可能会变大，只要惊讶足够大，就容易引起改变。

四、在不确定性人生中自处

人生充满着不确定性，在有了预期之后，面对着无数不确定的结果，我们难免会感觉到焦虑，那该怎么自处呢？一方面，不确定性是无法回避的；另一方面，不确定性会带来改变，而且很可能是积极的改变、必要的改变和更具适应性的改变。拒绝改变就是拒绝成长，而成长具有阵痛，必须先破坏一些东西才能建立新的更有意义的东西，这是成长的要义。一直待在舒适区中，就会像温水煮青蛙一样，最终难逃被淘汰的命运。痛或者讶异是必要的，要敢于面对，勇于迈出改变的第一步。

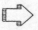

五、多巴胺与心理弹性

预期错误的产生和大脑中脑区域的多巴胺释放有密切关联。在面临新异刺激时，多巴胺神经元会增加，而一旦新异性刺激变得熟悉了并且没有得到强化，则多巴胺释放就会因习惯化而减少。大量研究证明，中脑多巴胺神经元的活跃程度代表了实际结果比预期更好或更差的程度。因此，当我们对于事情的结果出乎意料而大呼意外时，我们大脑中的多巴胺正在剧烈燃烧。而我们如何将这种意外作为重新审视自己、思考存在的问题进而做出改变的契机，则一定程度上反映了个体的心理弹性（resilience）。

六、唯一不变的就是变化本身

心理学大师河合隼雄曾在他的《童话心理学》一书中分析了著名的格林童话《金鸟》的心理意义。在这个故事里面，小儿子的经历看似充满了各种意外，实则每次意外之后都收获了很多，最后"杀了狐狸，变回人身"的意向也意味着小儿子的成长。这个童话也说明，只有跳出自己的舒适区，迎接变化，才能与时俱进，才能应对当今变化的社会，具有更好的适应性。

总而言之，预期、意外与变化对人生而言都是重要的。我们既要设置合理预期，也要学会与不确定性和模糊性共存，增强心理弹性，过一种动态变化却朝向未来不断成长的人生。不用刻意追求100分的人生，过"90分"的人生也很好，留"10分"用于成长。

李俊娇

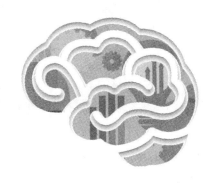

致　谢

谨向我的导师郑希付教授致以崇高的敬意和感谢，向我博士期间的研究团队伙伴陈伟、曹杨婧文、胡琰健、竭婧、杨勇、郑红涛、吴文丽及石佩等致以诚挚感谢，感恩一起并肩奋斗的日与夜。感激恩师、益友对我的坚定支持和无私帮助。感谢爱人马捷、儿子豆子对我的陪伴和支持。

感谢母校华南师范大学的多年培养，感谢阿姆斯特丹情绪记忆实验室（The Amsterdam Emotional Memory Lab）提供给我的留学机会。感谢广东第二师范学院对研究项目开展的支持。感谢国家自然科学基金的资助。

谨将此书献给我的父亲、母亲。